DR. MED. MARKUS WIESENAUER

QUICKFINDER HOMÖOPATHIE

DER SCHNELLSTE WEG ZUM RICHTIGEN MITTEL

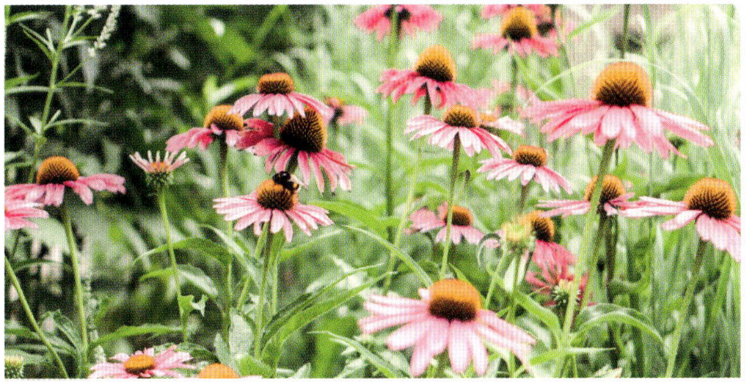

Vorwort

Sie haben schon oft von Homöopathie gehört. Von verschiedener Seite wurde Ihnen bereits berichtet, dass die Homöopathie bei den unterschiedlichsten Beschwerden und Erkrankungen geholfen habe. Unwillkürlich fühlen Sie sich angesprochen: die berstenden Kopfschmerzen, die trotz Massage und Tabletten immer wieder auftreten; oder diese problembehafteten Tage vor den Tagen, an denen Sie Ihrem Partner und sich selbst am liebsten aus dem Weg gehen würden: Monat für Monat diese Schmerzen, die Sie aus Ihrem gewohnten Lebens- und Arbeitsrhythmus bringen. „Versuch es doch mal mit den weißen Kügelchen", wurde Ihnen schon mehrfach empfohlen.

Auf Ihre Nachfrage, welche Kügelchen Sie bei Kopfschmerzen, prämenstruellem Syndrom oder schmerzhafter Regelblutung einnehmen sollen, klang die Antwort stets rätselhaft: „Das kommt immer auf den Einzelfall an." Die Beschwerden müssten erst genau und ausführlich beschrieben werden – erst daraufhin könne man das geeignete homöopathische Arzneimittel auswählen. Auch bei der Anwendung, so wurde Ihnen berichtet, müsse man Verschiedenes berücksichtigen, angefangen von der Einnahme mittels Plastiklöffel bis zum Verzicht auf Kaffee oder ätherische Öle. Ja, aber wenn das so kompliziert ist?

Genau diese Frage höre ich als Arzt in der Sprechstunde immer wieder. Aber wenn ich meinen Patienten erläutere, dass die Homöopathie im Grunde genommen ganz einfach zu verstehen ist und bei vielen Beschwerden und leichteren Erkrankungen auch selbst angewendet werden kann, spüre ich nicht nur die Erleichterung, sondern auch Neugierde. Was ich meinen Patienten bei einer ganzen Reihe von Erkrankungen, die sich zur Selbstbehandlung eignen, auf Grund meiner jahrzehntelangen Tätigkeit als homöopathischer Arzt empfehle, habe ich für Sie in diesem Ratgeber zusammengestellt.

Beim ersten Blättern werden Sie bereits feststellen, dass dieses Buch Ihnen einen schnellen und sicheren Zugriff auf das richtige homöopathische Arzneimittel für Ihre jeweiligen Beschwerden ermöglicht. Mit dem Konzept HOMÖOPATHIE-QUICKFINDER will ich Ihnen zeigen, dass sich die Homöopathie relativ einfach und sicher umsetzen lässt. Und nun wünsche ich Ihnen viel Erfolg und gute Besserung!

Ihr Dr. med. Markus Wiesenauer

Inhalt

1 Homöopathie – ein kurzer **Überblick**

Je älter sie wird, umso mehr Interesse weckt sie. Und immer mehr Menschen wenden sie an: die Homöopathie, eine sanfte Behandlungsmethode, die sich im Laufe der letzten zwei Jahrhunderte als wirkungsvolle Alternative zur Schulmedizin etablieren konnte – und das rund um den Globus.
Das Besondere an der Homöopathie: Sie eignet sich wie kein zweites Heilverfahren zur Selbstbehandlung und wirkt bei richtiger Anwendung zuverlässig bei zahlreichen akuten und chronischen Beschwerden.

DARÜBER HINAUS ist die Homöopathie ein preisgünstiges Verfahren. In Zeiten, in denen die staatliche Gesundheitsversorgung immer kostspieliger wird und Sie zunehmend weniger Leistung für Ihr Geld bekommen, ein unbestreitbarer Vorteil. Doch das ist bei weitem nicht das einzige Argument für die Behandlung mit homöopathischen Mitteln. Bei sachgemäßer Anwendung ist die Homöopathie frei von schädlichen Nebenwirkungen. Sie stärkt die Selbstheilungskräfte unseres Organismus und heilt umfassend. Als ganzheitliche Methode behandelt die Homöopathie nicht einzelne Krankheitssymptome, sondern stets den gesamten Menschen. Nicht die Krankheit steht im Mittelpunkt, sondern der kranke Mensch.
Lassen Sie sich auf den folgenden Seiten mit den wesentlichen Grundlagen der Homöopathie vertraut machen und erfahren Sie dann, wie Sie mit diesem Buch am besten umgehen und was es zu beachten gibt, wenn Sie sich selbst mit homöopathischen Mitteln behandeln möchten. Und Sie werden feststellen, der Weg zum richtigen Mittel ist nicht kompliziert: dank Ihres HOMÖOPATHIE-QUICKFINDERS!

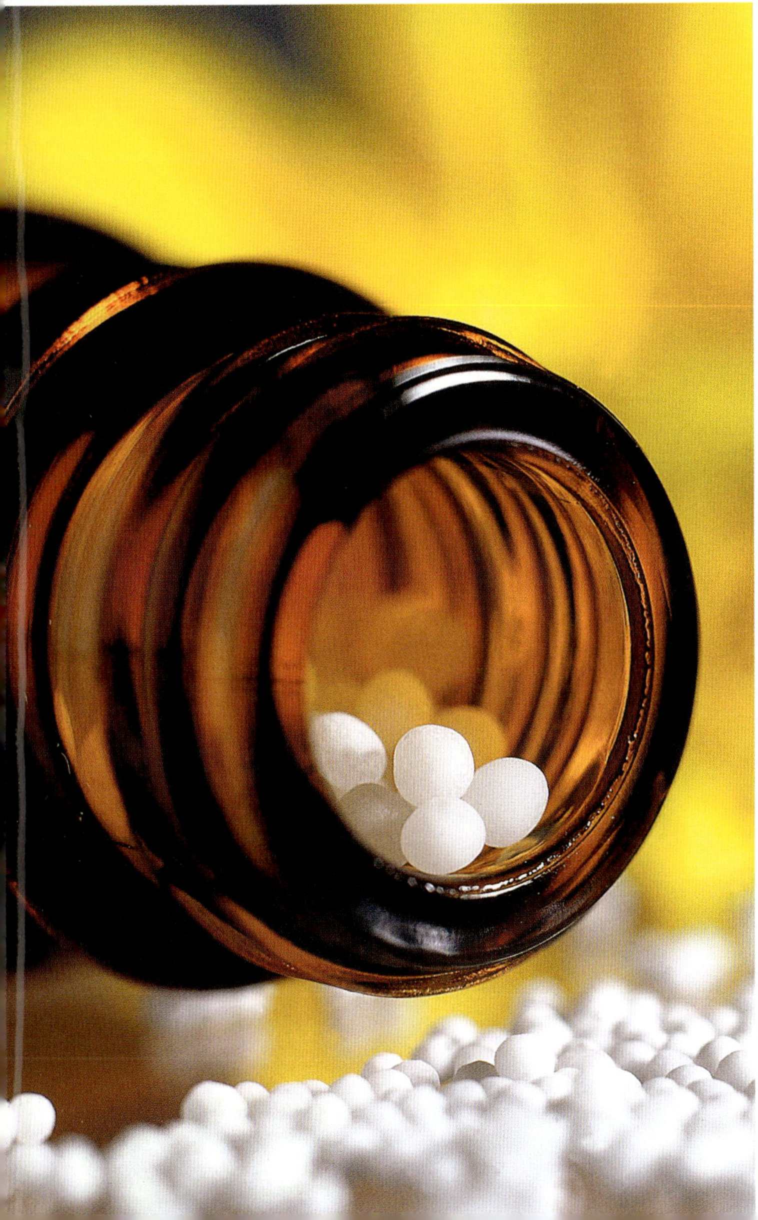

In diesem Kapitel

Einführung in die Homöopathie – so können Sie sich helfen

Möglichkeiten der Homöopathie

Der Leipziger Arzt und Wissenschaftler Samuel Hahnemann hat die Homöopathie im Jahre 1796, also vor über 200 Jahren, in die medizinische Therapie eingeführt und der Öffentlichkeit vorgestellt. Sie ist weltweit verbreitet und als Heilmethode allgemein anerkannt. Die Grundprinzipien von damals haben auch heute nichts von ihrer Aktualität und Gültigkeit eingebüßt.
Die Homöopathie kann bei vielen akuten und chronischen Krankheiten eingesetzt werden. Das Besondere: Auch der informierte Patient kann diese Methode mit einiger Erfahrung ausüben. Das gilt vor allem für leichtere Erkrankungen und akute Beschwerden. Homöopathika können auch zusätzlich zu schulmedizinischen Medikamenten eingenommen werden. Dabei sind sie in der Lage, unerwünschte Wirkungen von chemisch-synthetischen Arzneimitteln zu beheben. Und mehr noch – die Homöopathie packt das Übel bei der Wurzel: Viele gesundheitliche Probleme können mit ihrer Hilfe dauerhaft gelöst werden. Zum besseren Verständnis der Wirkungsweise homöopathischer Mittel stellen Sie sich ein großes Tor vor, welches Sie öffnen möchten – mit dem passenden Schlüssel kein Problem. Dabei ist es völlig unerheblich, ob der Schlüssel klein oder groß, schlicht oder reich verziert ist. Es kommt lediglich darauf an, dass er in das Schloss passt. Und genauso verhält es sich in der Homöopathie: Mit dem richtig gewählten Mittel haben Sie den passenden Schlüssel für die erfolgreiche Behandlung Ihrer Beschwerden in der Hand.

So funktioniert die Homöopathie

Die Homöopathie ist eine ganzheitliche Methode, das bedeutet, homöopathische Mittel setzen im ganzen Menschen, sprich in Körper, Geist und Seele, einen individuell gewählten Reiz. Demzufolge wird die Homöopathie auch als Reiz- und Regulationstherapie bezeichnet. Auf diesen gezielt gesetzten Reiz erfolgt im Organismus eine entsprechende Antwort. War das Mittel richtig gewählt, verspüren Sie schon bald eine positive Wirkung: Es geht Ihnen spürbar besser, die Beschwerden lassen nach.

Sicher haben Sie schon davon gehört, dass die Nordsee als Reizklima bezeichnet wird. Demnach ist ein Aufenthalt an der See immer dann ratsam, wenn ein Kind beispielsweise an einer Hauterkrankung wie der Neurodermitis leidet.
Oder aber Sie haben mit ständig wiederkehrenden Atemwegsinfekten zu kämpfen. Auch hier wirkt das Nordseeklima ähnlich wie ein homöopathisches Mittel. Wenn Sie Ihren Urlaub mehrere Jahre in Folge an der See verbringen, konsequent auch bei stürmischem oder regnerischem Wetter Ihre Strandspaziergänge unternehmen, dann haben Sie eine realistische Chance, dass sich Ihre chronischen Beschwerden dauerhaft bessern und dass Sie die bislang notwendigen schulmedizinischen Präparate reduzieren und nach einer gewissen Zeit vielleicht sogar ganz absetzen können.
Das Gleiche gilt für die Haut des Kindes: Sie juckt nicht mehr, weil die Entzündung zurückgegangen ist. Ganz ähnlich wirkt die Homöopathie. Auch sie setzt einen individuellen und spezifischen Reiz, wobei jedes Arzneimittel nach den ganz persönlichen Beschwerden des Patienten ausgesucht wird. Nur so kann es schnell und umfassend helfen. Ein Beispiel zur Verdeutlichung:
Sie leiden an chronischen Kopfschmerzen, die Sie immer wieder plagen. Für diese charakteristischen Schmerzen gibt es in der Homöopathie ein bestimmtes Mittel, das Sie zuverlässig von Ihren Beschwerden befreien kann. Das heißt aber nicht, dass dieses Mittel auch Ihrer Freundin oder Ihrem Partner helfen würde, wenn diese ebenfalls von Kopfschmerzen betroffen wären. Der Grund: Deren Symptome unterscheiden sich in einigen wesentlichen Punkten von Ihren und erfordern daher ein anderes Mittel. Das heißt, mit dem entsprechenden homöopathischen Mittel geben Sie sich einen Reiz, auf den Ihr Organismus mit dem Schlüssel-Schloss-Prinzip antwortet: Die körpereigenen Regulationsmechanismen, auch Selbstheilungskräfte genannt, werden angeregt, das Übel möglichst dauerhaft zu beseitigen.

→ Homöopathie wirkt

Das Fazit einer Bestandsaufnahme mit dem Titel „Forschung zur Homöopathie", die von der Karl-und-Veronica-Carstens-Stiftung im Auftrag der Weltgesundheitsorganisation (WHO) erstellt wurde, lautet: „Es gibt eine Vielzahl an experimentellen und wissenschaftlichen Untersuchungen zum Beleg der Wirksamkeit der Homöopathie, und zwar weitaus mehr, als bislang bekannt war."

Wirksamkeit der Homöopathie

Wenn Sie sich in Ihrem Bekanntenkreis umhören, werden Sie erstaunt sein, wie viele von Ihren Freunden und Bekannten die Homöopathie bereits mit Erfolg angewendet haben. Dabei spielt es keine Rolle, ob man an die Wirksamkeit der homöopathischen Behandlung glaubt. Die erfolgreiche homöopathische Therapie von Neugeborenen, Säuglingen und Kleinkindern sowie die offensichtlichen Heilungserfolge bei Tieren sprechen eindeutig für die Wirksamkeit dieser bewährten Behandlungsmethode. Wer die Homöopathie anwendet, findet genug Beweise in dieser Richtung. Und auch die Forschung liefert immer mehr stichhaltige Nachweise dafür, dass die Homöopathie hält, was sie verspricht.

Grundlegendes zur Homöopathie – das sollten Sie wissen

Die Ähnlichkeitsregel

„Similia similibus curentur“ – Ähnliches möge mit Ähnlichem geheilt werden: Die Ähnlichkeitsregel ist die Basis für die Anwendung des homöopathischen Arzneimittels. Einige typische Beispiele sollen Ihnen dies verdeutlichen: Sie liegen abends im Bett und sind so richtig müde. Doch kurz bevor Sie endgültig einschlafen, kommt Ihnen ein Gedankenblitz – nichts Negatives, sondern positive, angenehme Gedanken. Und je mehr Sie sich auf die Gedanken einlassen, umso wacher werden Sie. Ihnen wird warm im Bett, Sie fangen an zu schwitzen und sind schließlich hellwach. An Schlaf ist nicht mehr zu denken. Fühlen Sie sich an etwas erinnert? Richtig: Es ist ein Gefühl, als hätten Sie einen starken Kaffee getrunken; haben Sie aber nicht – doch trotzdem fühlen Sie sich so. Und weil dieser Kaffee-ähnliche Zustand bekannt ist, setzt man Coffea (Kaffee) in der Homöopathie als Heilmittel bei Ein- und Durchschlafstörungen sowie bei innerlicher Unruhe ein – allerdings nicht pur, sondern stark „verdünnt“ und verschüttelt (potenziert). Das Ergebnis sind unterschiedliche Potenzen (z. B. D6, D12 oder D30), die einen Einfluss auf die Wirkungstiefe des jeweiligen Arzneimittels haben können.
Coffea ist ein anschauliches Beispiel für die Ähnlichkeitsregel. Sie gilt als Grundlage der homöopathischen Therapie. Vermutlich fallen Ihnen noch weitere Beispiele dazu ein: Die Küchenzwiebel ruft beim Gesunden Fließschnupfen hervor, folglich finden Sie im Kapitel 2 in der Tabelle „Schnupfen“ unter anderem Allium cepa (Küchenzwiebel) als Heilmittel. Oder stellen Sie sich die Reaktion auf einen Bienenstich vor: Die Haut ist teigig angeschwollen, blassrot und heiß. Kühlen lindert den Schmerz. Wenn Sie im Kapitel 2 bei „Haut, Haare, Nägel“ unter „allergische Hautreaktion“ nachsehen, finden Sie dort Apis (Honigbiene) als Heilmittel aufgeführt. In der gleichen Tabelle stoßen Sie auf Urtica urens (Brennnessel). Sicher haben Sie bereits Bekanntschaft mit ihren Brennhaaren gemacht. Dementsprechend ist die Brennnessel ein bewährtes Heilmittel bei Nesselsucht und Juckreiz. Diese Beispiele ließen sich beliebig fortführen.

Die Arzneimittelprüfung am Gesunden

Um die Ähnlichkeitsregel als Instrumentarium für die Auswahl des individuellen Arzneimittels nutzen zu können, müssen die in der Homöopathie verwendeten Naturstoffe zunächst am gesunden Menschen geprüft werden. Diese Arzneimittelprüfung gilt heute noch als wichtiger Teil der homöopathischen Forschung.
So verwenden wir heute in der Homöopathie eine Vielzahl hervorragender Mittel, die zu Hahnemanns Zeiten noch nicht bekannt waren. Allein im Kapitel 2 „Kopfbereich" finden Sie unter dem Stichwort „Nase" zwei solcher Mittel: Luffa (Kürbisschwämmchen) bei Nasennebenhöhlenentzündung und Feinstaubbelastung und Galphimia bei Heuschnupfen. Ein weiteres „neues" Mittel in der Homöopathie ist Okoubaka (schwarzafrikanischer Rindenbaum) – ein unverzichtbares Mittel bei Magen-Darm-Erkrankungen (Kapitel 2) und bei Hautleiden (Kapitel 2).
Mit einer Arzneimittelprüfung werden also durch den Versuch am Gesunden eine Reihe typischer Symptome für den getesteten Naturstoff ermittelt, die Sie in den Tabellen unter „wo und warum" und „was" wieder finden. Insgesamt erhalten wir auf diese Weise ein „Bild über die betreffende Arznei"; in der Homöopathie wird daher von einem Arzneimittelbild gesprochen. Solche Arzneimittelbilder finden Sie im Kapitel „Mittelbeschreibungen von A bis Z".
Aus diesen Beschreibungen geht hervor, welche individuellen Symptome bei Ihnen vorliegen sollten, damit Sie das Mittel erfolgreich anwenden können.

Individuelles Krankheitsbild

Fassen wir noch einmal zusammen: Aus der Arzneimittelprüfung am gesunden Menschen ergibt sich ein unverwechselbares Bild, das charakteristisch ist für dieses eine Arzneimittel. Gemäß der Ähnlichkeitsregel muss dieses Arzneimittelbild mit Ihrem ganz persönlichen, sprich individuellen Beschwerdebild weitestgehend übereinstimmen. Denken Sie bitte noch einmal an das geschilderte Kaffee-Beispiel. Ihre Ein- und Durchschlafbeschwerden müssen in der geschilderten Form auftreten – nur dann ist Coffea angezeigt und wird Ihnen helfen. Deshalb gibt es in der Homöopathie nicht „das" Schlafmittel oder „das" Kopfschmerzmittel, sondern eben nur „das individuelle" Schlaf- oder Kopfschmerzmittel. Um Ihnen die notwendige Auswahl zu erleichtern, wird Sie der HOMÖOPATHIE-QUICKFINDER durch die punktgenaue Nennung von „wo und warum", „was", „wie", „wie noch" und „außerdem" zum richtigen Mittel führen.

Verdünnung und Potenzierung

Die Ausgangsstoffe für die homöopathischen Arzneimittel stammten zumindest zu Hahnemanns Lebzeiten ausschließlich aus der Natur. Und auch heute noch werden die meisten Homöopathika aus Pflanzen, Tieren und Tiergiften sowie aus Mineralien, Metallen und Säuren gewonnen. Darunter sind auch solche

→ Die bewährte Potenz

Für die Selbstbehandlung eignen sich vor allem D6- und D12-Potenzen, auch bei Kindern unter 12 Jahren sowie in Schwangerschaft und Stillzeit.

Stoffe, die eigentlich giftig sind: Belladonna (Tollkirsche), Lachesis (Gift der Buschmeisterschlange) oder Acidum sulfuricum (Schwefelsäure), um nur einige Beispiele zu nennen. Hahnemann wusste natürlich um die Gefährlichkeit solcher Naturstoffe. Andererseits sah er aber auch deren potenzielle Heilwirkung. Und da er nicht nur Arzt, sondern auch Apotheker und Chemiker war, verdünnte er diese Substanzen vor ihrer Anwendung. Zu seiner Überraschung verloren die Stoffe durch die schrittweise Verarbeitung nicht nur ihre Giftigkeit, sie zeigten vielmehr eine hohe Wirksamkeit und bei sachgerechter Anwendung keine Nebenwirkungen. Deshalb sprach Hahnemann nicht vom Verdünnen, sondern von der „Dynamisation" des Ausgangsstoffes. Damit ist gemeint, dass der Naturstoff durch die schrittweise Verarbeitung dynamischer wird. Heute spricht man nicht mehr von Dynamisation, sondern von Potenzierung bzw. von homöopathischen Potenzen. Der Herstellungsvorgang wird Potenzierung genannt.

Was bedeutet Potenzieren?

Nach Samuel Hahnemann werden gemäß den rechtsverbindlichen Vorschriften des Homöopathischen Arzneibuches (HAB) die Arzneigrundstoffe mit einer flüssigen oder festen Trägersubstanz (Alkohol, Wasser, Milchzucker) verschüttelt oder verrieben. Je nach dem Verhältnis der verwendeten Teile von Arzneigrundstoff und Trägersubstanz spricht man von einer „Centesimal-Potenz" (1 Teil + 99 Teile) oder von einer „Dezimal-Potenz" (1 Teil + 9 Teile). Dieser Potenzierungsvorgang wird stufenweise bis zur benötigten Potenz durchgeführt. Bei einer D6 wird dieser Vorgang sechsmal, bei einer C12 zwölfmal vorgenommen. Manche Therapeuten arbeiten zusätzlich mit LM- oder Q-Potenzen. Diese werden insbesondere bei langwierigen chronischen Erkrankungen verordnet und eignen sich nicht zur Selbstbehandlung.
Grundsätzlich müssen alle homöopathischen Mittel von Hand verschüttelt oder verrieben werden; dies schreibt das HAB auch heute noch unverändert vor.
Ein wichtiger Grundsatz bei der Anwendung homöopathischer Mittel lautet: Nicht Quantität entscheidet, sondern Qualität! Damit ist gemeint, dass es in erster Linie auf das richtig gewählte Mittel ankommt und erst in zweiter Linie auf die Potenz. Welche Potenzhöhe verwendet wird, hängt vor allem von den Erfahrungen und Vorlieben des Therapeuten ab. So werden auch Sie im Laufe der Zeit Ihre eigenen Beobachtungen machen. Schreiben Sie sich Ihre Erfahrungen auf, damit Sie später darauf zurückgreifen können. Homöopathie lebt von der eigenen Erfahrung!

→ Unverzichtbar: die Hausapotheke

Mein Rat: Legen Sie sich eine Hausapotheke mit den wichtigsten homöopathischen Mitteln zu! Es ist sehr hilfreich, wenn Sie im Notfall das richtige Mittel bereits zu Hause haben. Viele Erkrankungen lassen sich in ihrem Verlauf abmildern und verkürzen, wenn man gleich bei den ersten Anzeichen mit der Einnahme beginnt; das gilt insbesondere bei der Behandlung von Kindern. Im Anhang zu diesem QUICKFINDER habe ich Ihnen eine Hausapotheke zusammengestellt. Sie enthält Mittel, die sich bei meinen Patienten besonders bewährt haben (Seite 146).

Besonderheiten der Homöopathie – das sollten Sie beachten

Einnahme und Dosierung

Homöopathische Arzneimittel sind in der Apotheke rezeptfrei erhältlich. Sie stehen in drei verschiedenen Darreichungsformen zur Verfügung, die sich in ihrer Wirksamkeit nicht unterscheiden: Dilution, Globuli und Tabletten.
Säuglinge erhalten pro Gabe 1 Streukügelchen (zwischen Unterlippe und Unterkiefer auf die Mundschleimhaut legen), Kleinkinder bekommen pro Gabe 3 Globuli. Da die Kügelchen süß schmecken, werden Sie bevorzugt bei Kindern eingesetzt. Zudem enthalten sie keinen Alkohol. Aber auch für ältere Schulkinder und Erwachsene sind Globuli eine bequeme Darreichungsform, während ältere Menschen Tabletten bevorzugen.

Sowohl Globuli wie auch Tabletten können bei entsprechenden Beschwerden während der Schwangerschaft und in der Stillzeit angewendet werden.
Im Beschwerdeteil finden Sie zu jedem Mittel die entsprechenden Angaben bezüglich Potenz und Dosierung. Gerade die tiefen und mittleren Potenzen, sprich D3, D6 und D12, rufen in den angegebenen Dosierungen kaum eine Erstverschlimmerung hervor; diese kommt bei höheren Potenzen wie D/C30 oder D/C 200 ungleich häufiger vor. Im Übrigen sollten solche Potenzen nur von erfahrenen Therapeuten eingesetzt werden, da sie eine äußerst exakte Übereinstimmung zwischen dem Krankheitsbild und dem Arzneimittelbild erfordern, damit das Mittel in der gewünschten Weise wirkt.

Darreichungsform und -menge

→ Dilution (alkoholische Tropfen):
1 Gabe: 5 Tropfen (Dil.)
→ Globuli (Streukügelchen, auf die die Dilution aufgetropft wurde):
1 Gabe: 5 Globuli (Glob.)
→ Tabletten (in Laktose verrieben und danach zur Tablette gepresst):
1 Gabe: 1 Tablette (Tabl.)

Demgegenüber genügen bei der Anwendung von tiefen und mittleren Potenzen (D3 bis D12) die Übereinstimmungen, wie sie in diesem Buch angegeben sind. Wichtig für Sie: Sobald Sie spüren, dass es Ihnen besser geht, reduzieren Sie die Einnahmehäufigkeit! Als Faustregel gilt: Nur noch halb so oft einnehmen wie bisher: statt 3-mal täglich ist dann je nach Befinden eine 1- bis 2-mal-tägliche Einnahme, bzw. statt 2-mal täglich eine 1-mal-tägliche Anwendung völlig ausreichend. Und: Wenn es Ihnen soweit gut geht, setzen Sie das Mittel ab! Meine Empfehlung lautet stets: Nicht länger als drei Wochen einnehmen, danach eine ca. einwöchige Behandlungspause einlegen. Haben sich die Beschwerden gebessert, sind aber noch teilweise vorhanden, nehmen Sie nach Überprüfung der Symptome das Mittel erneut für maximal drei Wochen ein; ansonsten sollten Sie unbedingt einen homöopathischen Therapeuten aufsuchen. Treten die früher stark vorhandenen Symptome nur noch gelegentlich auf, dann nehmen Sie von dem entsprechenden Mittel nur eine einmalige Gabe, daraufhin klingen die Beschwerden in der Regel wieder ab.

So gehen Sie vor

Wenn Sie nachstehende Hinweise bei der Einnahme von Homöopathika berücksichtigen, können Sie den Behandlungserfolg optimieren:

→ Nehmen Sie das Mittel ca. eine halbe Stunde vor oder nach dem Essen und lassen Sie es im Munde zergehen. Die alkoholhaltigen Tropfen können auch auf einem Plastiklöffelchen mit Wasser eingenommen werden.

→ Vermeiden Sie während der Behandlung Stoffe, die die Arzneimittelwirkung abschwächen können. Dazu zählen koffeinhaltige Getränke, die zeitgleiche Anwendung ätherischer Öle, vor allem auch kampferhaltiges Mundwasser sowie stark wirksame Gewürze.

→ Bewahren Sie die homöopathischen Mittel an einem trockenen und lichtgeschützten Ort auf und möglichst nicht in unmittelbarer Nähe von elektromagnetischen Feldern: Neben dem PC sollte die Arznei nicht ihren Aufbewahrungsort haben. Das gilt auch für die Mikrowelle.

→ Wenn Sie das entsprechende Mittel in einer anderen als der im Beschwerdeteil angegebenen Potenz zu Hause haben, können Sie es bei passenden Symptomen natürlich auch nehmen. Gegebenenfalls öfter oder weniger oft, je nach Potenz. Die D6 nehmen Sie 3-mal täglich, die D12 dagegen 2-mal täglich. Hochpotenzen bitte nur auf Verordnung durch einen erfahrenen Therapeuten einnehmen.

→ Versuchen Sie stets, das „richtige" Mittel auszuwählen. Im Einzelfall können Sie auch einmal zwei Mittel miteinander kombinieren, z. B. Arnica und Hypericum (Johanniskraut).

→ Sollten Sie auf Grund schon länger bestehender Beschwerden ein „chronisches" Mittel einnehmen und zusätzlich akut erkranken, dann setzen Sie das bisherige Mittel ab, suchen sich ein entsprechendes Mittel wegen der akuten Beschwerden und nehmen nur das neu ausgewählte Mittel ein. Sind die akuten Beschwerden abgeklungen, setzen Sie das „Akutmittel" wieder ab und wiederholen das Mittel, das Sie auf Grund der zuvor bestandenen Beschwerden ausgewählt haben. Im Zweifelsfall konsultieren Sie Ihren Therapeuten.

Behandlungsverlauf und Begleitbehandlung

Wenn Sie das richtige Mittel ausgewählt haben, spüren Sie während des Behandlungsverlaufs eine deutliche Besserung Ihres Zustandes. Bedenken Sie bitte, dass eine akute Erkrankung wie z. B. ein fieberhafter Infekt rascher abklingt als immer wiederkehrende Kopfschmerzen.

→ Falsches Mittel

Sollten Sie das „falsche“ Mittel ausgewählt haben – weil sich etwa nach erneuter Prüfung Ihrer Symptome ein anderes Bild ergibt, dann setzen Sie die erste Arznei ab. Wählen Sie in Ruhe und mit Sorgfalt Ihr „richtiges“ Mittel aus und nehmen Sie es wie eingangs beschrieben ein.

Folgende Reaktionen sind möglich:

1. Während der Einnahme verspüren Sie eine Besserung Ihrer Beschwerden: Sie haben das richtige Mittel gewählt und nehmen die Arznei nur noch halb so häufig ein. Nach zwei bis drei Tagen setzen Sie das Mittel ganz ab.
2. Nach der Einnahme des Mittels geht es Ihnen spürbar schlechter. Sie setzen das Mittel bei akuten Beschwerden (z. B. Heuschnupfen) für einen halben Tag ab. Anschließend machen Sie einen neuen Versuch und nehmen das gleiche Mittel noch einmal, aber nur noch halb so häufig wie zu Beginn. Haben Sie sich dagegen ein Mittel wegen chronischer Beschwerden ausgesucht (z. B. Blähungen) und die Beschwerden verstärken sich nach der Einnahme, dann setzen Sie die Behandlung für ein bis zwei Tage aus und nehmen danach dasselbe Mittel wieder, aber nur noch halb so häufig.
3. Sie verspüren unter der Anwendung auch nach Tagen keine deutliche Besserung oder nach Stunden sogar eine Zunahme Ihrer Beschwerden, dann zögern Sie bitte nicht und nehmen Sie umgehend medizinische Hilfe in Anspruch.

Die in diesem Ratgeber empfohlenen Mittel können Sie – in Absprache mit Ihrem Arzt, Heilpraktiker oder Apotheker – auch zusätzlich zu einer allopathischen Behandlung einnehmen. Auch Diabetiker – um ein typisches Beispiel zu nennen – können selbstverständlich zusätzlich zu ihren Insulinspritzen wegen einer akuten Erkrankung Homöopathika anwenden; dasselbe gilt für Frauen, die die Antibabypille einnehmen.

Grenzen der Selbstbehandlung

Bedenken Sie stets die Grenzen der Selbstbehandlung. Dies gilt im Besonderen für Kinder und ältere Menschen sowie für die Behandlung von schweren oder chronischen Erkrankungen. Ein erfahrener Homöopath wird Ihnen weiterhelfen können oder aber Sie nachdrücklich darauf aufmerksam machen, dass es Krankheiten oder Komplikationen gibt, bei denen die Homöopathie an ihre Grenzen stößt. Und die sind immer dann gegeben, wenn eine Reiz- und Regulationsbehandlung nicht mehr wirksam ist. Ein typisches Beispiel ist die akute Blinddarmentzündung: Hier ist schnelle chirurgische Hilfe notwendig! Das Gleiche gilt für Knochenbrüche aller Art und natürlich für einen Herzinfarkt.

→ Wichtiger Hinweis

Im Kapitel 3 des QUICKFINDERS stoßen Sie bei der tabellarischen Übersicht zu den einzelnen Beschwerden in der Rubrik „wie“ auf zwei Pfeile:
↓ bedeutet „schlechter durch …“
↑ bedeutet „besser durch …“
So können Sie auf einen Blick erkennen, wodurch sich Allgemeinbefinden und Beschwerden bei dem Mittel verbessern oder verschlechtern.

2 Beschwerden von Kopf bis Fuß

Machen Sie sich am besten in Ruhe, also noch bevor Sie akute Beschwerden bekommen, mit dem in der Homöopathie gebräuchlichen Ordnungsschema von „Kopf bis Fuß“ vertraut. Auf der nebenstehenden Seite sehen Sie, in welche acht übergeordneten Bereiche die einzelnen Beschwerden eingeteilt sind, um Ihnen einen schnellen Zugriff zu ermöglichen.

→ Je nachdem, wo Sie Ihre hauptsächlichen Probleme haben, schlagen Sie den entsprechenden farblich markierten Beschwerdenbereich auf.

→ In dem jeweiligen Bereich finden Sie die einzelnen Beschwerdebilder in alphabetischer Reihenfolge.

→ Gehen Sie jetzt die beiden auf der linken Seite stehenden Rubriken „wo oder warum“ und „was“ von oben nach unten durch und stellen Sie sich die Frage, was für Sie derzeit am zutreffendsten ist. Mit diesen beiden Schritten treffen Sie die Vorauswahl für das passende Mittel.

→ Lesen Sie nun in der entsprechenden Zeile, immer dem Pfeil folgend, weiter unter „wie“, „wie noch“ und „außerdem“. Diese zusätzlichen Angaben sollen die bei Ihnen vorhandenen Beschwerden noch weiter präzisieren. Es müssen aber nicht alle der hier beschriebenen Symptome auf Sie zutreffen.

→ Je mehr dies allerdings der Fall ist, desto sicherer können Sie sein, dass Ihre individuellen Symptome Sie zu Ihrem homöopathischen Arzneimittel führen. Sollten zu wenige der aufgeführten Eigenschaften auf Sie zutreffen, dann überprüfen Sie bitte noch einmal, ob Sie auch wirklich die richtige Vorauswahl getroffen haben. Andernfalls müssen Sie ein anderes Mittel suchen, das besser zu Ihren Beschwerden passt.

→ In der rechten Spalte finden Sie unter dem jeweiligen Mittel die entsprechenden Angaben zu Potenz und Dosierung sowie spezielle Hinweise.

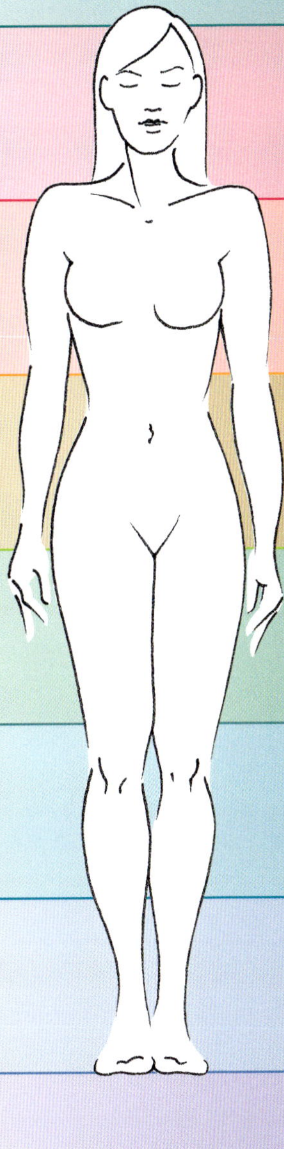

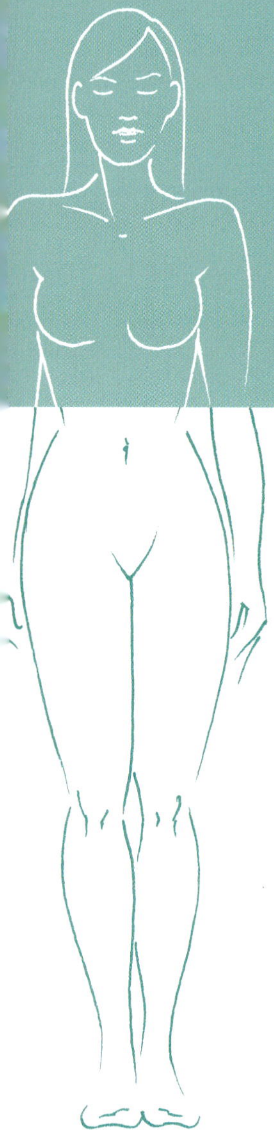

Allgemeinbefinden/Psyche

Das Allgemeinbefinden wie auch die Stimmungslage können durch ganz unterschiedliche Ereignisse beeinträchtigt sein. Die Bandbreite reicht von Stress und Überforderung über Ärger im Beruf oder in der Familie bis hin zu Angst und Enttäuschung. Bei vielen Menschen machen sich seelische Probleme auch auf der körperlichen Ebene bemerkbar.

Allgemeinbefinden

Wenn gar nichts mehr geht, wenn Sie völlig erschöpft sind und wenn Sie deutlich Ihre **nachlassende Leistungsfähigkeit** spüren, dann hilft die Homöopathie zur Klärung: Sie werden erleben, dass Sie nach einer gewissen Zeit der Einnahme „wieder über den Tellerrand schauen" können. Natürlich kann die Homöopathie keine Wunder vollbringen, aber sie trägt dazu bei, dass Sie die Kraft aufbringen, Ihr Leben wieder in den Griff zu bekommen. Sie werden feststellen, dass das Gefühl „das schaffe ich" wieder zurückkehrt und damit auch Lebensfreude und Optimismus.

Leiden Sie unter vorübergehenden **Schlafproblemen**, z. B. durch die Zeitverschiebung nach einem Langstreckenflug, dann kann Ihnen die Homöopathie helfen, wieder zu Ihrem individuellen Rhythmus zu finden. Das gleiche gilt für Ein- und Durchschlafstörungen. Aber bitte bedenken Sie, dass Ihr homöopathisches Mittel nicht wie eine „übliche Schlaftablette" wirkt, es versucht vielmehr, den gestörten Schlaf-Wach-Rhythmus zu regulieren. Wichtig: Setzen Sie das Mittel ab, sobald Sie das Gefühl haben, wieder besser schlafen zu können.

Viele Menschen leiden heutzutage an den Folgen von **Stress, Ärger und Überforderung.** Oft ist es gar nicht so einfach, diese krank machenden Faktoren zu vermeiden. Das gilt vor allem dann, wenn Sie im täglichen Leben zu sehr gefordert sind, beispielsweise wenn Sie Familie und Beruf unter einen Hut bringen müssen oder wenn Ihre pflegebedürftige Mutter in Ihrem Haushalt lebt. Und dennoch, die Homöopathie kann Sie dabei unterstützen, Situationen der Überforderung besser zu meistern und den alltäglichen Ärger an sich abgleiten zu lassen. Wenn Sie das passende Mittel ausgewählt und eingenommen haben, finden Sie rasch wieder zu Ihrem inneren Gleichgewicht.

Psyche

Zu den psychischen Problemen zählen **Angst- und Unruhezustände** sowie **Folgen von Schock- oder Schreckerlebnissen.** Beides lässt sich mit Hilfe der Homöopathie wirkungsvoll und dauerhaft behandeln. Das gilt auch für Ereignisse, die längere Zeit zurückliegen, die Sie aber immer noch beschäftigen, z. B. ein Unfall oder eine schlechte Nachricht. Wenn Sie zu den Menschen gehören, die schon Tage vor einer Prüfung oder einem Vortrag aufgeregt und nervös sind, dann kann Ihnen die Homöopathie helfen, gelassener an das wichtige Ereignis heranzugehen. Das Gleiche gilt für Menschen, die „ein Brett vor dem Kopf haben", sobald sie vor dem Prüfer oder vor dem Auditorium stehen.
Aber auch bei **Konzentrationsstörungen und Nervosität** bewährt sich die Homöopathie. Beide Beschwerden sind oftmals eng miteinander verbunden. Und Sie können erleben, dass Sie ruhiger und gelassener werden, sobald Sie Ihre Konzentrationsfähigkeit wiedererlangt haben.
Sich niedergeschlagen fühlen, nicht in Gang kommen und sich am liebsten verkriechen wollen, das sind Zeichen einer **seelischen Verstimmung**. Sofern keine körperlichen Störungen dafür verantwortlich sind, wird Ihr Mittel Ihnen helfen, das seelische Gleichgewicht wieder zu finden. Aber zögern Sie dennoch nicht, medizinische Hilfe in Anspruch zu nehmen, wenn der „Seelenblues" zu lange Zeit anhält oder Sie regelrecht lähmt.

In diesem Kapitel

Allgemeinbefinden

Psyche

Erschöpfungszustände, nachlassende Leistungsfähigkeit, Burnout

wo oder warum	was	wie	wie noch	außerdem	MITTEL
Überanstrengung, durchgemachte Erkrankung	**fühlt sich wie ausgelaugt, großes Ruhe- und Schlafbedürfnis**	↓Licht, Lärm, Kälte ↑Wärme	kann sich nicht konzentrieren, wie benommen, Schwindel, Kopfdruck	Gefühl, als sei alles zu viel, kein Interesse an Sex, „wie ausgebrannt“	**Acidum phosphoricum D 12** **2-mal tägl.** **5 Glob.** Seite 112
Schlafmangel, Jetlag, Schichtarbeit, Überanstrengung	**tagsüber müde, muss ständig gähnen, kann abends nicht einschlafen**	↓Bewegung, nach dem Schlaf ↑kurze Ruhephasen	Schwindelgefühl bei Bewegung, Ohrgeräusche, Schweißausbrüche bei Anstrengung	neigt zu nervöser Erschöpfung und Reizbarkeit, reagiert überempfindlich auf Geräusche	**Cocculus D 12** **2-mal tägl.** **5 Glob.** Seite 122
Erschöpfung durch Überanstrengung	**Erschöpft durch Überarbeitung, muss Familie und Beruf unter einen Hut bekommen**	↓daran denken ↑Ablenkung	immer wieder Unterleibsschmerzen, kein Interesse am Sex, Senkungsbeschwerden	bewährtes Mittel für die erschöpfte Frau, stellt an sich selbst zu hohe Ansprüche	**Helonias dioica D 6** **3-mal tägl.** **5 Glob.** Seite 128
Erschöpfung durch Überanstrengung	**Selbstzweifel, voller Zukunftsängste, mutlos, unentschlossen**	↓Kälte, Winterzeit, Periodenblutung	Rückenschmerzen, „kann sein Kreuz nicht mehr tragen“, friert ständig, wetterfühlig	Angst vor Misserfolg, sieht überall Risiken, alles ist „grau in grau“	**Silicea D 12** **2-mal tägl.** **5 Glob** Seite 141
körperliche und seelische Überanstrengung, Infekt	**Schwäche mit Schweiß, rasche Ermüdbarkeit mit Kreuzschmerzen**	↓zwischen 3 und 5 Uhr nachts, Kälte, Luftzug ↑Wärme	Wassereinlagerung, Tränensäckchen, ausgeprägtes Wärmeverlangen	Pflichtbewusstsein, sehr verletzbar, überempfindlich gegen Lärm und Gerüche	**Kalium carbonicum D 12** **2-mal tägl.** **5 Glob.** Seite 130

Schlafstörungen, Jetlag

wo oder warum	was	wie	wie noch	außerdem	MITTEL
Ereignisse und Erlebnisse positiver oder negativer Art	**Gedankenzustrom, kann nicht abschalten, Schweißausbrüche**	↓nachts, durch Kälte, durch Sinneseindrücke ↑Wärme	ständig in Bewegung, neigt zu migräneartigem Kopfweh, neuralgische Schmerzen	Ruhelosigkeit, Nervosität, voller Ideen	**Coffea D 12** **2-mal tägl.** **5 Glob.** Seite 122
Überarbeitung, berufliche Sorgen, Kränkung **seelische Ereignisse, nach Erkrankungen**	**schlaflos vor Sorgen, körperliche Kräfte sind begrenzt, will alleine sein**	↓morgens, Musik, alles Ungewohnte ↑im Freien sein	reagiert auf Mitmenschen sehr empfindsam, dabei Herzbeschwerden und Atemnot	zart besaitet, schüchtern und zurückhaltend, reagiert mit Erröten	**Ambra D 6** **3-mal tägl.** **5 Glob.** Seite 114
seelische Ereignisse, nach Erkrankungen **Überarbeitung, berufliche Sorgen, Kränkung**	**trotz Erschöpfung erschwertes Einschlafen, unruhiger Schlaf, häufiges Aufwachen**	↓Ereignisse ↑Ruhe	tagsüber anfallsweise migräneartiges Kopfweh mit Schmerzen in den Augen	bewährt bei Albträumen, wirkt beruhigend auf das Nervenkostüm	**Scutellaria D 6** **3-mal tägl.** **5 Glob.** Seite 140
Stress, Ärger, Überanstrengung, Ernährungsfehler, Schlafmangel, Jetlag **Schlafmangel, Jetlag, Schichtarbeit, Überanstrengung**	**innere Anspannung, tagsüber müde, nachts schlaflos, schlechte Träume**	↓Kälte, Berührung, Anstrengung, durch Essen, ↑abends, Bewegung	Beine sind ständig in Bewegung, Zähneknirschen, nächtliches Aufschrecken	nervöse Unruhe mit Erschöpfung, fühlt sich beständig getrieben, redet viel	**Zincum metallicum* D 12** **2-mal tägl.** **5 Glob.** Seite 145
Schlafmangel, Jetlag, Schichtarbeit, Überanstrengung **Stress, Ärger, Überanstrengung, Ernährungsfehler, Schlafmangel, Jetlag**	**tagsüber müde, gähnt ständig, kann nicht einschlafen**	↓Bewegung, nach dem Schlaf ↑kurze Ruhephasen	Schwindel bei Bewegung, Ohrgeräusche, Schweißausbrüche bei Anstrengung	neigt zu nervöser Erschöpfung und Reizbarkeit, reagiert überempfindlich auf Geräusche	**Cocculus* D 12** **2-mal tägl.** **5 Glob.** Seite 122

* *Anwendungshinweis: bei Jetlag 3 Tage vor Reiseantritt mit der Einnahme beginnen*

Stress, Ärger, Überforderung

wo oder warum	was	wie	wie noch	außerdem	MITTEL
ungesunde Ernährungs- und Lebensweise, Stress, sitzende Tätigkeit	**gehetzte Lebensweise, innere Anspannung, wirkt überarbeitet und gestresst**	↓morgens, Kälte, Bewegung ↑Wärme, warme Anwendungen	liebt Genussmittel trotz Magenbeschwerden, morgendlicher Brechreiz, Verstopfung	schmerzhafte Muskelverspannungen im Nacken-Schulter- und Rückenbereich	**Nux vomica D 12 2-mal tägl. 5 Glob.** Seite 135
Ärger, Aufregung, Wut, Zorn	**gereizte Stimmung, jede Kleinigkeit führt zu einem heftigen Wutausbruch**	↓Aufregung, Kälte ↑morgens, warme Anwendungen, Zusammenkrümmen	anfallsweise auftretende Nervenschmerzen, Ischiasschmerz, Trigeminusneuralgie	seelische Konflikte äußern sich in krampfartigen Bauchschmerzen	**Colocynthis D 12 2-mal tägl. 5 Glob.** Seite 123
emotionale Ereignisse wie Ärger, Stress, Wetterwechsel	**gereizte Stimmung, will seine Ruhe haben, denkt ständig an den Beruf**	↓Bewegung, Berührung, Wetterumschwung ↑Schweißausbruch, kalte Anwendungen	stechendes Kopfweh, rheumatische Schmerzen, Verstopfung, großes Durstgefühl	bei Aufregungen verkrampft sich die Rückenmuskulatur, jegliche Bewegung wird vermieden	**Bryonia D 12 2-mal tägl. 5 Glob.** Seite 118
emotionale Ereignisse (Ärger, Aufregung), Kaffee	**Zornesausbrüche, kann sich kaum beruhigen, erträgt keine Kritik**	↓Aufregung, Kaffee, Wärme, nachts ↑lokale Wärme	ungeduldig, ungerechtfertigte emotionale Reaktionen, vor der Periode verstärkt	aufgetriebener Bauch, stinkende Blähungen, oft grünlicher Durchfall	**Chamomilla D 12 2-mal tägl. 5 Glob.** Seite 121
seelische Konflikte durch Überforderung	**fühlt sich erschöpft, überfordert, missbraucht, alles erscheint zu viel**	↓Kälte, Nässe, Wetterwechsel ↑Bewegung, körperliche Tätigkeit	übel riechender Schweiß, Senkungsgefühl, Blasenentzündungen	reagiert oft heftig und gereizt, geht auf Distanz zum Partner, Abneigung gegen Sex	**Sepia D 12 2-mal tägl. 5 Glob.** Seite 141

Angst- und Unruhezustände, Schreckfolgen

wo oder warum	was	wie	wie noch	außerdem	MITTEL
akute Aufregung, Schreck, Schock	**anfallsweise erhöhter Blutdruck mit Herzjagen, Angstzustände, innere Unruhe**	↓abends, nachts, durch Berührung, Kälte ↑Schweißausbruch	Beschwerden beginnen urplötzlich, schaukeln sich rasch auf (Ängste, Schmerzen, Fieber)	Panikattacken, Angst vor engen Räumen: Flugzeug, medizinische Geräte (CT, MRT)	**Aconitum D 12 2-mal tägl. 5 Glob.** Seite 113
Folgen von Aufregung, Schreck, Schock	**zittrige Schwäche, ohne Energie, Frieren, Schwindel, wie gelähmt, rotes Gesicht**	↓abends, warme Räume, Wärme	von Nacken und Schulter ausgehende lähmungsartige Schmerzen, Kopfweh	bewährt zur Nachbehandlung von Virusinfekten mit verzögerter Genesung	**Gelsemium D 12 2-mal tägl. 5 Glob.** Seite 126
emotionale Ereignisse, bevorstehende Ereignisse	**Durchfall nach Vorahnungen, häufiger Harndrang, Magenschmerzen, zittrig**	↓nachts, morgens, durch Wärme, in engen Räumen ↑im Freien, kühle Luft	aufgetriebener Leib, verstärkt durch Süßes und Weißmehlbrot, Aufstoßen, Blähungen	Ängstlichkeit, hektisches Verhalten, Angst vor großen Höhen	**Argentum nitricum D 12 2-mal tägl. 5 Glob.** Seite 115
Angstzustände, Panikattacken	**innere Unruhe, panische Angst, auch um die Gesundheit, fühlt sich gehetzt**	↓um Mitternacht, Kälte ↑Wärme, warme Getränke	starkes Durstgefühl, Speisegerüche rufen Ekel hervor, oft wässrige Durchfälle	Hang zu Perfektionismus und zur Pedanterie, neigt zu Gewichtsabnahme und Entkräftung	**Arsenicum album D 12 2-mal tägl. 5 Glob.** Seite 116
Aufregung, Schreck, Kummer, Vorahnungen, Überanstrengung	**Angst vor dem Alleinsein, das geringste Geräusch erschreckt, Vorahnungen**	↓abends, nachts, emotionale Ereignisse ↑kurze Ruhepausen	muss häufiger etwas essen, zittrige Schwäche bei leerem Magen, oft Nasenbluten	schlanker, nervöser Mensch, braucht Ruhephasen, inneres Zittern, Bewegungsdrang	**Phosphorus D 12 2-mal tägl. 5 Glob.** Seite 137

Lampenfieber, Prüfungsangst, Konzentrationsstörungen, Nervosität

wo oder warum	was	wie	wie noch	außerdem	MITTEL
Folgen von Aufregung, Schreck, Schock	**zittrige Schwäche, energielos, schwindelig, wie betäubt und gelähmt, rotes Gesicht**	↓abends, warme Räume, Wärme	schweift mit den Gedanken ab, kann sich nicht konzentrieren „träumt“ vor sich hin	von Nacken und Schulter ausgehende lähmungsartige Schmerzen, Kopfweh	**Gelsemium D 12 2-mal tägl. 5 Glob.** Seite 126
emotionale Ereignisse, bevorstehende Ereignisse	**Durchfall nach Vorahnungen, häufiger Harndrang, Magenschmerzen, Aufstoßen**	↓nachts, morgens, durch Wärme, in engen Räumen ↑im Freien, kühle Luft	aufgetriebener Leib, verstärkt durch Süßes und Weißmehlbrot, hastiges Essen	Nervenbündel, Zappelphilipp, Angst vor großen Höhen	**Argentum nitricum D 12 2-mal tägl. 5 Glob.** Seite 115
emotionale Ereignisse, bevorstehende Ereignisse, geistige Überarbeitung	**kurz zuvor Gelesenes kann nicht behalten werden, schlechtes Namensgedächtnis**	↓Emotionen, Überanstrengung ↑nachmittags, abends, durch Essen	Unwohlsein, das sich durch Essen bessert, anschließend Übelkeit, Völlegefühl	aufbrausend trotz nichtigem Anlass, oft sehr ungerecht, unentschlossen	**Anacardium D 12 2-mal tägl. 5 Glob.** Seite 114
Überanstrengung	**innere Unruhe, großer Bewegungsdrang, kann nicht still sitzen**	↓nachts, morgens, Kälte, Genussmittel, seelische Ereignisse ↑Bewegung im Freien	kann sich nicht konzentrieren und sich nichts merken, zuckt mit den Augenlidern	bewährt bei ADHS (Aufmerksamkeitsdefizit-Syndrom), „hippelig“	**Agaricus D 12 2-mal tägl. 5 Glob.** Seite 113
Überanstrengung, Erschöpfung	**hat Angst, die Aufgaben nicht zu bewältigen, unkonzentriert, vergesslich**	↓morgens, Anstrengung, Aufregung, Föhn ↑Ruhe und Wärme	geringste Anstrengung löst Schweiß aus, Kopfschmerzen nach geistiger Arbeit	bewährt bei Schulkopfschmerz und bei Konzentrationsschwäche durch ADHS	**Kalium phosphoricum D 12 2-mal tägl. 5 Glob.** Seite 130

Seelische Verstimmung, Niedergeschlagenheit

→ Wechseljahresbeschwerden (Klimakterium) *S. 79*

wo oder warum	was	wie	wie noch	außerdem	MITTEL
emotionale Ereignisse wie Kummer, Verdruss, Schreck	**Gefühl, versagt zu haben, sieht keinen Hoffnungsschimmer trotz Engagements**	↓nachts, am frühen Morgen, durch Kälte	Wechsel von depressivem und aggressivem Verhalten, Gedächtnisschwäche	untersetzte Statur, dunkelrotes Gesicht, Schwindel, klopfende Kopfschmerzen	**Aurum metallicum D 12 2-mal tägl. 5 Glob.** Seite 117
seelische Überforderung, Kummer, Sorgen	**nimmt das Leid der Mitmenschen intensiv wahr, Gerechtigkeitssinn**	↓Kälte, Zugluft, Dunkelheit, vor und während der Periodenblutung ↑Wärme	melancholische Stimmung, lähmende Müdigkeit und Schwäche	wie erstarrt vor Kummer, muss sich immer wieder antreiben	**Causticum D 12 2-mal tägl. 5 Glob.** Seite 120
akute emotionale Ereignisse, Kummer, Partnerkonflikt, Heimweh	**häufiges Seufzen, zu Tränen gerührt, Kloßgefühl, Hals wie zugeschnürt**	↓Berührung, Genussmittel, Emotionen ↑Essen	Lachen und Weinen, körperliche und seelische Beschwerden wechseln sich ab	Kopfschmerzen wie durch einen Nagel, Magenbeschwerden mit Bauchkrämpfen	**Ignatia D 12 2-mal tägl. 5 Glob.** Seite 129
seelische Konflikte, lang anhaltender Kummer, Demütigung, Ärger	**kann die Vergangenheit nicht loslassen, Enttäuschung nicht überwinden**	↓morgens, durch Anstrengung ↑Liegen, frische Luft	will alleine sein, nicht getröstet werden, neigt zu Migräne	körperliche Beschwerden als Ausdruck der Mutlosigkeit, nimmt nicht zu	**Natrium chloratum D 12 2-mal tägl. 5 Glob.** Seite 134
unerfülltes Sexualleben	**ängstliche Mutlosigkeit, melancholisch, sexuell sehr fordernd mit starkem Verlangen**	↓abends, in Ruhe ↑Bewegung im Freien	wirkt nach außen hin oft überheblich und herablassend	immer wieder Unterleibsbeschwerden und Schmerzen, schmerzhafte Periode	**Platinum metallicum D 12 2-mal tägl. 5 Glob.** Seite 137

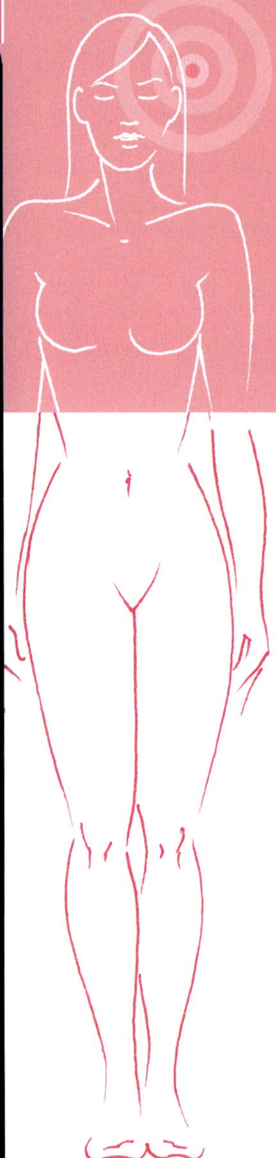

Kopfbereich

In diesem Kapitel finden Sie diejenigen Beschwerden beschrieben, deren vorherrschende Symptome sich im Kopf bemerkbar machen. Dieser umfassende Bereich ist wiederum gegliedert nach einzelnen Organen wie Augen, Ohren, Zähne, Hals- und Rachenraum sowie Nase und Nasennebenhöhlen, damit Sie sicher und schnell zum richtigen Mittel finden.

Kopf

Typische Beschwerden, die sich im Kopf bemerkbar machen, sind **Kopfschmerzen, Migräne, Nervenschmerzen, Trigeminusneuralgie** oder auch **Schwindelgefühl.** Sind die Beschwerden völlig neu für Sie, dann sollten Sie umgehend medizinische Hilfe in Anspruch nehmen. Das gleiche gilt für den Fall, dass die Schmerzen über Tage anhalten. Ansonsten können Sie das in Frage kommende Mittel auch zusätzlich zu einem ärztlich verordneten Schmerzmittel einnehmen, um dieses allmählich zu reduzieren. Bedenken Sie, dass die Homöopathie bei Schmerzzuständen eher längerfristig (mit Behandlungspausen) anzuwenden ist. Ein besonderer Fall ist die Menière-Krankheit. Sie äußert sich in starken Schwindelanfällen, die bei der geringsten Bewegung auftreten, verbunden mit großer Übelkeit. Auch hier hat sich die zusätzliche Anwendung homöopathischer Mittel sehr bewährt.

Augen

Zu den häufigsten Beschwerden der Augen zählen **Bindehautentzündung, Gerstenkorn, tränende oder trockene Augen** und **Augenermüdung.** Sind die Entzündungen an der Augenbindehaut oder am Lidrand erstmalig aufgetreten, dann sollten Sie medizinische Hilfe in Anspruch nehmen; ebenso bei anhaltenden Augenbeschwerden wie müde, trockene oder tränende Augen – vor allem dann, wenn eine Sehschwäche damit einhergeht. Das passende homöopathische Mittel unterstützt die augenärztliche Behandlung; gerade auch bei immer wiederkehrenden Entzündungen. Die zusätzlich genannten homöopathischen Augentropfen (siehe Seite 30/31) sind eine bewährte Ergänzung.

Ohren

Schmerzen und **entzündliche Prozesse** am Ohr müssen unbedingt medizinisch abgeklärt werden.

Sollte eine antibiotische Behandlung notwendig sein, können Sie zusätzlich ein homöopathisches Mittel einnehmen. Auch bei **Ohrgeräuschen** bringt die Homöopathie Erleichterung.

Zahn- und Mundbereich

Beschwerden an Zähnen, Zahnfleisch und Mundschleimhaut können Sie wirkungsvoll mit Homöopathie behandeln. Dazu zählen **Mundbläschen (Aphthen), Zahnschmerzen**, **Zahnfleischentzündung,** aber auch **Karies** und **Mundgeruch**.

Hals und Rachenraum

Zu den typischen Beschwerden in Hals und Rachen gehören **Heiserkeit, Halsschmerzen mit Schluckbeschwerden, Mandelentzündung** und **Seitenstrangangina.** Wichtig: bei Halsschmerzen nicht warten, bis sich die Erkrankung weiter ausbreitet, sondern bei den ersten Anzeichen sofort nach dem passenden Mittel suchen. Wenn Sie rechtzeitig gegensteuern, wird der Verlauf der Erkrankung abgemildert und verkürzt.

Nase und Nasennebenhöhlen

Schnupfen in Folge einer Erkältung, **Heuschnupfen und Allergie, Nasennebenhöhlenentzündung** und **Nasenbluten** gehören zu den weit verbreiteten Beschwerden im Bereich von Nase und Nasennebenhöhlen. Mit dem richtigen Mittel bekommen Sie Ihre Beschwerden schnell in den Griff.

In diesem Kapitel

Kopfschmerzen

wo oder warum	was	wie	wie noch	außerdem	MITTEL
Überhitzung, Sonnenbestrahlung, feuchtkalte (Zug-)Luft	**plötzlich auftretender hämmernder Kopfschmerz, oft auf der rechten Seite**	↓Berührung, Geräusch, Licht	hochrotes, heißes Gesicht, gerötete Augen, Brennschmerz der Haut	bewährt bei akuten Schmerzen, die kolikartig kommen und gehen	**Belladonna* D 6 stündl. 5 Glob.** Seite 117
feucht-warmes Wetter, Virusinfektion, Schreck, Stress, Überforderung	**vom Nacken ausgehende Schmerzen, Gefühl wie betäubt, Sehstörungen**	↓abends, warme Räume, Wärme	dunkelrotes Gesicht, zittrige Schwäche, ohne Energie, Frieren, apathisch, durstlos	Kopfschmerzen bei seelischen Belastungen, verzögerte Genesung	**Gelsemium* D 6 stündl. 5 Glob.** Seite 126
Anspannung, Stress, ungesunde Lebens- und Ernährungsweise	**Spannungskopfschmerzen, schmerzhafter Nacken, Kopfweh mit Übelkeit, Brechreiz**	↓Kälte, morgens ↑Wärme	morgendliches Würgen und Erbrechen, bei Übelkeit durch Chemotherapie	gehetzte Lebensweise, innere Anspannung, wirkt überarbeitet und gestresst	**Nux vomica* D 6 stündl. 5 Glob.** Seite 135
Überanstrengung, Erschöpfung, Stress	**Kopfschmerzen nach geistiger Arbeit, Schulkopfschmerz, Schweißausbrüche**	↓morgens, Anstrengung, Aufregung, Föhn ↑Ruhe und Wärme	hat Angst, seine Aufgaben nicht zu bewältigen, unkonzentriert, vergesslich, schwindelig	Mundgeruch mit gelb-weißlich belegter Zunge, trockener Mund, nervöse Magenbeschwerden	**Kalium phosphoricum D 12 2-mal tägl. 5 Glob.** Seite 130
veranlagungsbedingte Kreislaufschwäche, Wetterumschwung	**Kopfweh mit Flimmern und Schwarzwerden vor den Augen, bedrückte Stimmung**	↓vormittags ↑Ruhe	neigt zu Kreislaufkollaps mit heftigem Herzklopfen, Übelkeit und Magendrücken	fühlt sich immer müde und unausgeschlafen, auch bei Frühjahrsmüdigkeit	**Haplopappus D 3 3-mal tägl. 5 Glob.** Seite 128

** Akutdosierung: bei eintretender Besserung 3-mal täglich einnehmen*

Migräne

wo oder warum	was	wie	wie noch	außerdem	MITTEL
hormonelle Umstellungsphasen, Verschleißerscheinungen	**Schmerzen vom Hinterkopf in die rechte Gesichtshälfte, Erbrechen, Gesichtsröte**	↓Kälte, Zugluft, tagsüber	Rheuma, Klimakterium, Bluthochdruck, brennend heiße Hände und Füße	reizbare Stimmungslage, cholerische Reaktion wegen beständiger Schmerzen	**Sanguinaria* D 6 3-mal tägl. 5 Glob.** Seite 140
hormonelle Umstellungsphasen (Periode, Schwangerschaft) Stress, Überforderung	**Migräne beginnt mit Augenflimmern und Doppeltsehen**	↓Sitzen, Stehen, im Freien ↑Bewegung, Wärme	Schmerzen im Stirn-Schläfen-Bereich, Schwindel, Benommenheit	fühlt sich wie ausgelaugt, melancholisch, weinerlich, ständiges Frieren	**Cyclamen* D 6 3-mal tägl. 5 Glob.** Seite 124
akute emotionale Ereignisse, Kummer, Partnerkonflikt, Heimweh	**Kopfschmerzen, als ob ein Nagel sich durch den Kopf bohrt, Magenkrämpfe**	↓Berührung, Genussmittel, Emotionen ↑Essen	Lachen und Weinen, körperliche und seelische Beschwerden im raschen Wechsel	Stimmungsschwankungen, Seufzen, zu Tränen gerührt, Kloßgefühl, Hals wie zugeschnürt	**Ignatia D 12 2-mal tägl. 5 Glob.** Seite 129
emotionale Ereignisse mit Anspannung und Aufregung, „Sonntagsmigräne“	**Migräne mit Sehstörungen, Augenflimmern, besonders in Ruhephasen**	↓Ruhephasen, abends, nachts ↑Bewegung	Verdauungsbeschwerden mit Sodbrennen, saurem Aufstoßen, fettigen Stühlen	bewährt bei Übelkeit und Sodbrennen in der Schwangerschaft	**Iris versicolor* D 6 3-mal tägl. 5 Glob.** Seite 129
Angst, Erregung, Unruhe, Wetterwechsel, Infekt	**vorwiegend linksseitige, regelmäßig auftretende Gesichts- und Augenschmerzen**	↓Sturm, Kälte, Wetterwechsel ↑Liegen auf der rechten Seite	stechende Schmerzen, tagsüber sich verstärkend, Auge tränt vor Schmerzen	bewährt bei neuralgischen Gesichtsschmerzen,Trigeminusneuralgie	**Spigelia* D 6 3-mal tägl. 5 Glob.** Seite 142

** Akutdosierung: am 1. Tag 4- bis 5-mal einnehmen*

Nervenschmerzen, Gesichts- und Trigeminusneuralgie

→ Unruhige Beine, Polyneuropathie *S. 91*

wo oder warum	was	wie	wie noch	außerdem	MITTEL
Wetterwechsel, Erkältung	**blitzartige, krampfende Gesichtsschmerzen, Gefühl wie gequetscht, periodisch**	↓Temperaturwechsel, Bewegung ↑Wärme, Ruhe, Einhüllen	Schmerzen bis ins Ohr und in den Gehörgang ausstrahlend, Kiefergelenksschmerzen	bewährt bei anhaltender Trigeminusneuralgie nach Erkältungen	**Verbascum* D 6 3-mal tägl. 5 Glob.** Seite 145
Erkältung, Temperaturextreme, Zugluft, emotionale Ereignisse (Schock, Schreck, Angst)	**plötzliche, heftige, einschießende Schmerzen, Taubheitsgefühl, Ameisenlaufen**	↓abends, nachts, Berührung, Kälte ↑Schweißausbruch	Schmerzen werden als unerträglich empfunden, Hautfarbe blass oder rot, heiß	Ängstlichkeit, innere Unruhe, großer Durst auf kalte Getränke	**Aconitum* D 6 3-mal tägl. 5 Glob.** Seite 113
Erschöpfung, Folgen einer Allgemeinerkrankung	**brennende Schmerzen, Bewegungsdrang, Ruhelosigkeit**	↓um Mitternacht, Kälte ↑Wärme, warme Getränke	starkes Durstgefühl, Speisengerüche rufen Ekel hervor, Durchfallneigung	innere Unruhe mit Angstgefühl, auch um die Gesundheit, Hang zum Perfektionismus	**Arsenicum album D 12 2-mal tägl. 5 Glob.** Seite 116
geistige Erschöpfung, Überarbeitung	**pulsierende, stechende, zumeist linksseitige Schmerzen**	↓geistige Arbeit, Berührung, Reizmittel	Gefühl, als ob die Augen an einer Schnur gezogen würden, riecht schlechte Gerüche	bewährt zur unterstützenden Therapie des Glaukoms (grüner Star): ARZT!	**Paris quadrifolia* D 6 3-mal tägl. 1 Tabl.** Seite 136
Herpesinfektion (Gesichtsrose, Gürtelrose), Folgen von Zeckenbiss, Wetterwechsel	**Nervenschmerzen, Taubheitsgefühl, Brennen, Juckreiz der abheilenden Haut**	↓Kälte, kalte Luft, Bettwärme, Berührung ↑im Freien	nässende Bläschen mit brennenden, bohrenden, „scharfen" Schmerzen	bei anhaltenden Nervenschmerzen, auch als Spätfolgen wie z. B. Neuroborreliose: ARZT!	**Mezereum D 12 2-mal tägl. 5 Glob.** Seite 134

** Akutdosierung: am 1. und 2. Tag 4- bis 5-mal einnehmen*

Schwindel, Menière'sche Erkrankung

wo oder warum	was	wie	wie noch	außerdem	MITTEL
emotionale Erlebnisse, bevorstehende Ereignisse, Höhenangst	**Schwindel vor Ereignissen, Angst und Schwindel auf Brücken, im Gebirge**	↓nachts, morgens, durch Wärme, in engen Räumen ↑im Freien, kühle Luft	aufgetriebener Leib durch Süßes und Weißbrot, hastiges Essen, Aufstoßen, Blähungen	Nervenbündel, Vorahnungen bewirken Durchfall und häufiges Wasserlassen	**Argentum nitricum D 12 2-mal tägl. 5 Glob.** Seite 115
Innenohrstörung, Schlafmangel, Jetlag, Schichtarbeit, Überanstrengung	**Schwindel bei der geringsten Bewegung, Ohrgeräusche, Kopf- und Nackenschmerzen**	↓Bewegung, nach dem Schlaf ↑kurze Ruhephasen	neigt zu nervöser Erschöpfung und Reizbarkeit, reagiert überempfindlich auf Geräusche	bewährt bei Reiseübelkeit und bei Folgen von Schlafentzug	**Cocculus D 6 3-mal ½-stündl. 3 Glob., danach 3-mal tägl. 5 Glob.** Seite 122
Innenohrstörung, emotionale Ereignisse, Überanstrengung, Kreislaufstörungen	**Schwindelanfälle, extreme Übelkeit, Sehstörungen, Ohrensausen, Zittern, Eiseskälte**	↓geringste Bewegung ↑frische Luft	akute Kreislaufschwäche mit Übelkeit, Elendigkeitsgefühl, ängstliche Unruhe	bewährt bei Reiseübelkeit und bei Nikotinunverträglichkeit	**Tabacum D 6 3-mal ½-stündl. 3 Glob., danach 3-mal tägl. 5 Glob.** Seite 143
emotionale Ereignisse wie Misserfolg, Verdruss, Kummer, Durchblutungsstörungen	**Schwindelanfälle, klopfende Kopfschmerzen, dunkelrotes Gesicht**	↓nachts, am frühen Morgen, durch Kälte	klagt über Gedächtnisschwäche, Beklemmungsgefühl, Druckgefühl auf der Brust	untersetzte Statur, Wechsel von depressivem und aggressivem Verhalten	**Aurum metallicum D 12 2-mal tägl. 5 Glob.** Seite 117
Durchblutungsstörungen, Prostatavergrößerung, Hormonumstellung	**Drehschwindel, ausgeprägtes Gliederzittern, Schwächegefühl, wie gelähmt**	↓Kälte, nachts, morgens ↑Wärme, Essen	schwacher Harnstrahl, nächtliches Wasserlassen, nachlassende sexuelle Aktivität	schlanke Statur, zieht sich innerlich zurück, Angst vor dem Alleinsein	**Conium D 12 2-mal tägl. 5 Glob.** Seite 123

Augenbeschwerden (Müdigkeit, Tränenfluss, Trockenheit)

wo oder warum	was	wie	wie noch	außerdem	MITTEL
Überanstrengung, allergische Reaktion, Erkältung	**gerötete, brennende, Augen, anfangs trocken, später scharfer Tränenfluss**	↓abends, Wärme, langes Lesen ↑Kälte, Dunkelheit	Lichtempfindlichkeit, entzündete Lidränder, wässrig-schleimiges Nasensekret, Niesreiz	bewährt bei immer wiederkehrenden Bindehautentzündungen	**Euphrasia* D 6 3-mal tägl. 5 Glob.** Seite 125
Überanstrengung, Verletzung wie Stoß, Sturz	**Hitze und Brennen der Augen, unscharfes Sehen, Kopfschmerzen durch Lesen**	↓Kälte, Nässe ↑vorsichtige Bewegung	schmerzhafte Verspannungen im Schulter-Nacken-Bereich	bewährt bei Augenverletzungen, nach Unfall: ARZT!	**Ruta D 6 3-mal tägl. 5 Glob.** Seite 139
Veranlagung, Hormonumstellung, chemisch-synthetische Medikamente	**trockenes Auge, mangelnde Tränenflüssigkeit, Fremdkörpergefühl**	↓morgens, nach dem Essen	erschwertes Schlucken bei trockenen Mundschleimhäuten, harter Stuhlgang	anhaltende Beschwerden durch trockene Haut und Schleimhäute	**Alumina D 6 3-mal tägl. 1 Tabl.** Seite 114
Hormonstörung, Stimmungsschwankungen, Schleimhautreizung	**ständig wässrige Augen, anhaltender Tränenfluss, auch gerötete Augen**	↓nachts, warme Zimmerluft, fettes Essen, Periodenblutung ↑frische Luft	milchig, wässrige Absonderungen aus Nase und Augen, die oft längere Zeit anhalten	bewährt auch beim spontanen Weinen (als C 30 einmalig nehmen)	**Pulsatilla D 12 2-mal tägl. 5 Glob.** Seite 138
Schreck, Kummer, Erschöpfung, Schwangerschaft, Stillzeit, rasches Wachstum	**Sehstörungen wie schwarze Schatten, Blitze, unscharfes Sehen**	↓abends, nachts, emotionale Ereignisse ↑kurze Ruhepausen	muss häufig Kleinigkeiten essen, Kopfschmerzen mit Schwindel, Nasenbluten	Begleitbehandlung einer Makuladegeneration, bei Verlust des Farbensehens: ARZT!	**Phosphorus D 12 2-mal tägl. 5 Glob.** Seite 137

** Hinweis: bei müden, trockenen Augen: Euphrasia D 3 Augentropfen, 3- bis 4-mal täglich 2 Tropfen in jedes Auge*

Bindehautentzündung

wo oder warum	was	wie	wie noch	außerdem	MITTEL
intensive Sonnenbestrahlung, Hitzeinwirkung, Zugluft, Infektion, Erkältung	**Hitzegefühl, Trockenheit und brennende Schmerzen der Bindehäute**	↓Berührung, Geräusch, Licht	vergrößerte Pupillen, muss die Augenlider zusammenkneifen, plötzlicher Kopfschmerz	Hautentzündungen wie beim Sonnenbrand, Schleimhautentzündungen mit Brennschmerz	**Belladonna* D 6 3-mal tägl. 5 Glob.** Seite 117
allergische Reaktion, Quincke-Ödem	**hochrote, stark gereizte Bindehäute, aufgequollene, juckende Augenlider**	↓Wärme, Berührung ↑kalte Auflagen, frische Luft	Ruhelosigkeit, Bewegungsdrang, Durstlosigkeit, Hitzegefühl der Haut	stechende Schmerzen, Neigung zu allergischen Reaktionen wird abgebaut	**Apis* D 6 3-mal tägl. 5 Glob.** Seite 115
allergische Reaktion, Überanstrengung, Infektion, Erkältung	**gerötete, brennende, Augen, anfangs trocken, später scharfer Tränenfluss**	↓abends, Wärme, langes Lesen ↑Kälte, Dunkelheit	Lichtempfindlichkeit, entzündete Lidränder wässrig-schleimiges Nasensekret, Niesreiz	bewährt bei immer wiederkehrenden Bindehautentzündungen	**Euphrasia* D 6 3-mal tägl. 5 Glob.** Seite 125
Infektion, Erkältung,	**gelblich-weißes, zähes Sekret, im Augeninnenwinkel, Augen wie verklebt**	↓frische Luft, Wärme	anhaltende Kopfschmerzen, gelblich-weißer, zäher Schleim aus Nase und Bronchien	Schleimlösung bei klopfenden Gesichtsschmerzen über den Wangenknochen (akute Sinusitis)	**Kalium bichromicum* D 6 3-mal tägl. 1 Tabl.** Seite 130
Infektion, chronische Entzündung, nach lang dauernder Kortisonanwendung	**brennende Rötung, Juckreiz, schuppende, gerötete Haut um die Augen, lichtscheu**	↓morgens, (Bett-) Wärme ↑Kälte	großes Hitzegefühl, übel riechende Schweiße, stinkende Durchfälle oder Verstopfung	Hautausschläge, chronische Stoffwechselerkrankung	**Sulfur** D 12 1-2-mal tägl. 5 Glob.** Seite 143

Allgemeiner Hinweis: bei hochakuter Rötung Echinacea D 3 Augentropfen, 3- bis 4-mal täglich 2 Tropfen in jedes Auge, bei abklingender Entzündung Euphrasia D 3 Augentropfen, 3- bis 4-mal täglich 2 Tropfen in jedes Auge

* *Akutdosierung: am 1. und 2. Tag 4- bis 5-mal einnehmen*

** *Hinweis: Erstverschlimmerung möglich*

Gerstenkorn, Lidrandentzündung

wo oder warum	was	wie	wie noch	außerdem	MITTEL
seelische Konflikte, häufige Entzündung, nach chirurgischer Behandlung	**entzündliche Verhärtung der geröteten Augenlider, Druckgefühl**	↓nachts, Kälte, emotionale Ereignisse ↑Ruhe bessert	Bauchkrämpfe nach emotionalen Ereignissen, neigt zu Narben bildenden Schnittwunden	fühlt sich im Inneren verletzt oder gekränkt, ist sehr empfindsam und nachtragend	**Staphisagria* D 6 3-mal tägl. 5 Glob.** Seite 142
Infektion, chronische Entzündung, Anwendung kortisonhaltiger Augentropfen	**juckende Verhärtung der geröteten Augenlider, lichtscheu, tränende Augen**	↓morgens, (Bett-)Wärme ↑Kälte	um die Augen stark schuppende Haut, Hitzegefühl, übel riechende Schweiße	hartnäckige, rezidivierende Hautausschläge, chronische Stoffwechselerkrankung	**Sulfur** D 12 1-2-mal tägl. 5 Glob.** Seite 143
Infekt, Kälte, Zugluft	**hochakute, schmerzende Entzündung mit Eiterbildung**	↓Berührung, kalte Luft ↑Wärmeanwendung	hartnäckige Pusteln an den Lidrändern, die nicht spontan aufgehen, Splitterschmerzen	Nasennebenhöhlenentzündungen und Bronchitis, dick-gelblicher Schleim	**Hepar sulfuris* D 12 2-mal tägl. 5 Glob.** Seite 128
Ärger, Schreck, Abwehrschwäche, Erschöpfung, kaltes Wetter (Winterhalbjahr)	**Lider rissig, trocken, entzündet, Entzündung der Bindehäute**	↓kaltes Wetter, während der Periodenblutung ↑Wärme, trockenes Wetter	blutig-schrundige, nässende, übel riechende Hautausschläge an Augenlidern, Nase und Mund	bewährt bei tiefen Hautrissen an Fingerspitzen und Ohrläppchen durch Kälte	**Petroleum* D 12 2-mal tägl. 5 Glob.** Seite 136
Abwehrschwäche, Schilddrüsenunterfunktion, Entwicklungsverzögerung	**Entzündung mit übel riechender, gelblich klebriger Absonderung**	↓Wärme, Kratzen, Waschen, Periodenblutung ↑frische Luft	nässende oder trockene, raue, rissige Haut, Schrunden, verhornte Nägel	neigt zu Übergewicht, gedrückte Stimmungslage, die tägliche Arbeit geht langsam voran	**Graphites* D 12 2-mal tägl. 5 Glob.** Seite 127

* *Akutdosierung: am 1. und 2. Tag 4- bis 5-mal einnehmen*
** *Hinweis: Erstverschlimmerung möglich*

Ohrenschmerzen, Entzündung und Juckreiz im Gehörgang

wo oder warum	was	wie	wie noch	außerdem	MITTEL
Wetterwechsel, Erkältung	**blitzartige, krampfende Schmerzen in Gehörgang, Ohrmuschel, Kiefergelenk**	↓Temperaturwechsel, Bewegung ↑Wärme, Ruhe, Einhüllen	Gesichtsschmerzen mit Empfinden wie gequetscht, oft periodisch auftretend	bewährt bei anhaltender Trigeminusneuralgie nach Erkältungen	**Verbascum* D 6 3-mal tägl. 5 Glob.** Seite 145
seelische Ereignisse, Zahnungsbeschwerden bei Kindern, Erkältung	**unerträgliche Schmerzen, kommend und gehend, rotes, schwitzendes Gesicht**	↓Aufregung, Kaffee, Wärme, nachts ↑lokale Wärme	hohe Schmerzempfindlichkeit, kann die Schmerzen nicht mehr ertragen	ärgerliche, gereizte Stimmung, unleidlich, kann sich nur schwer beruhigen	**Chamomilla* D 6 3-mal tägl. 5 Glob.** Seite 121
seelische Ereignisse, Temperaturextreme (Kälte, Hitze), Zugluft	**plötzliche, heftige, einschießende Schmerzen, wie bei Trigeminusneuralgie**	↓abends, nachts, Berührung, Kälte ↑Schweißausbruch	unerträgliche Schmerzen, Hautfarbe blass oder rot, fühlt sich heiß an	Ängstlichkeit, innere Unruhe, großer Durst auf kalte Getränke	**Aconitum* D 6 3-mal tägl. 5 Glob.** Seite 113
Kälte, Nässe, Nesselsucht durch Kälte	**juckende Entzündung, Zuschwellen des Gehörgangs, die ganze Ohrmuschel schmerzt**	↓Kälte, Nässe ↑Wärme	durch Kälte ausgelöster Nesselausschlag am Körper, Quaddelbildung der Haut, Juckreiz	Gehörgangsekzem, Mittelohrentzündung durch Tauchen, „Schwimmbad-Dermatitis“	**Dulcamara* D 6 3-mal tägl. 5 Glob.** Seite 124
Infektion, chronische Entzündung, Nebenwirkung von Medikamenten	**anhaltend entzündeter Gehörgang, gerötete, stark schuppende Haut, Juckreiz**	↓morgens, (Bett-)Wärme ↑Kälte	großes Hitzegefühl, übel riechende Schweißbildung, Verdauungsstörungen	Hautausschläge, chronische Stoffwechselerkrankung, Hämorrhoiden, Krampfadern	**Sulfur** D 12 1-2-mal tägl. 5 Glob.** Seite 143

** Akutdosierung: am 1. und 2. Tag 4- bis 5-mal einnehmen*
*** Hinweis: Erstverschlimmerung möglich*

Mittelohrentzündung, Tubenkatarrh, Druckgefühl im Ohr

wo oder warum	was	wie	wie noch	außerdem	MITTEL
intensive Sonnenbestrahlung, Hitzeinwirkung, Zugluft, Infektion, Erkältung	**hochakut auftretende, pulsierende, Ohrenschmerzen, Hitzegefühl**	↓Berührung, Geräusche, Licht	plötzlicher Fieberanstieg, hochrotes, schweißiges Gesicht, Beine oft kalt, durstlos	bewährt im schmerzhaften Anfangsstadium, vor allem auch bei (Klein-) Kindern	**Belladonna* D 6 3-mal tägl. 5 Glob.** Seite 117
Infektion, Erkältung, wiederkehrende Mittelohrentzündung	**Fließschnupfen, rot/blasses Gesicht, langsam steigendes Fieber**	↓nachts, bei Bewegung ↑kalte Anwendungen	Lymphknotenschwellung, trotz akuten Infekts kaum beeinträchtigt	häufige Mittelohrentzündungen, vor allem im Kindesalter (als D 12, 1-mal tägl. 3 Glob.)	**Ferrum phosphoricum* D 6 3-mal tägl. 1 Tabl.** Seite 126
Infektion, Erkältung, Feuchtigkeit, Kälte, Nässe	**weißlich-gelber Schleim aus Nase und Ohr, beim Abhusten stechende Schmerzen**	↓nachts, warme Zimmerluft, fettes Essen, Periodenblutung	auffallender Wechsel der Beschwerden sowohl körperlicher wie seelischer Art	weinerliche, launische Stimmung, möchte nicht alleine sein	**Pulsatilla* D 6 3-mal tägl. 5 Glob.** Seite 138
Infektion, Erkältung, Feuchtigkeit, Kälte, Nässe, seelische Reaktion	**brennende Schmerzen hinter dem Ohr mit akuten Halsbeschwerden**	↓Kälte, Zugluft ↑Wärme, Essen	gerötete Wangen, Kopfschmerzen, Husten mit Schleimauswurf	Neigung zu Übergewicht, leidet an Heimweh	**Capsicum* D 6 3-mal tägl. 5 Glob.** Seite 120 ARZT!
Tubenkatarrh, Paukenerguss	**Druck auf den Ohren, Knacken, schlechtes Hören, reagiert nicht auf Ansprechen**	↓Wärme, Berührung ↑kalte Auflagen, frische Luft	Ruhelosigkeit, Bewegungsdrang, Durstlosigkeit	bewährt bei Paukenerguss, Neigung zu allergischen Reaktionen	**Apis D 6* 3-mal tägl. 5 Glob.** Seite 115

** Akutdosierung: am 1. und 2. Tag 4- bis 5-mal einnehmen*

Ohrgeräusche, Tinnitus

wo oder warum	was	wie	wie noch	außerdem	MITTEL
Aufregung, Schreck, Kummer, Vorahnungen, Überanstrengung, nach Krankheit	**widerhallende Ohrgeräusche, erschwertes Hören, geringste Geräusche erschrecken**	↓abends, nachts, emotionale Ereignisse ↑kurze Ruhepausen	Schwindel, Sehstörungen, Nasenbluten, kleinste Wunden bluten stark, Durstgefühl	schlanker, nervöser Mensch, braucht Ruhephasen, Bewegungsdrang	**Phosphorus D 12 2-mal tägl. 5 Glob.** Seite 137
Aufregung, Ärger, Schreck, Abwehrschwäche, Erschöpfung	**klopfende Ohrgeräusche, die sich mit dem Pulsschlag verstärken**	↓kaltes Wetter, während der Periodenblutung ↑Wärme, trockenes Wetter	oft Heißhunger, blutig-schrundige oder nässende Hautausschläge, übel riechend	Übelkeit und Schwindel beim Fahren, Risse an Fingerspitzen und Ohrläppchen	**Petroleum D 12 2-mal tägl. 5 Glob.** Seite 136
Schlafmangel, Jetlag, Schichtarbeit, Überanstrengung	**Ohrgeräusche, geräuschempfindlich, Schwindel bei Bewegung**	↓Bewegung, nach dem Schlaf ↑Augenschließen, kurze Ruhephasen	Schweißausbrüche bei Anstrengung, tagsüber müde, kann abends schlecht einschlafen	neigt zu nervöser Erschöpfung und Reizbarkeit, reagiert überempfindlich auf Geräusche	**Cocculus D 12 2-mal tägl. 5 Glob.** Seite 122
Stress, Überarbeitung, allopathische Arzneimittel, ungesunde Ernährung	**unterschiedlich starke Ohrgeräusche, verstärkt durch Stress und Anspannung**	↓Kälte morgens ↑Wärme	Kopfschmerzen mit Übelkeit, Brechreiz, morgendliches Würgen und Erbrechen	gehetzte Lebensweise, innere Anspannung, wirkt überarbeitet und gestresst	**Nux vomica D 12 2-mal tägl. 5 Glob.** Seite 135
Knall, anhaltender Lärm, Schlag, Stoß, Sturz, Überanstrengung	**erschwertes Hören, Ohrgeräusche als Folge von Verletzung (Knalltrauma)**	↓Berührung, Bewegung ↑Ruhe	Blutandrang zum Kopf, Zerschlagenheitsgefühl, Bluthochdruck, Herzbeschwerden	bewährt bei Schreck- und Schockfolgen, möchte keine medizinische Hilfe	**Arnica D 6* 3-mal tägl. 5 Glob** Seite 116

** Dosierungshinweis: Arnica D 12 2-mal tägl. 5 Glob. (bei länger zurückliegendem Ereignis)*

Erkrankungen im Mundraum (Aphthen, Faulecken, Mundgeruch, Zungenbrennen → Lippenherpes, S. 97)

wo oder warum	was	wie	wie noch	außerdem	MITTEL
Abwehrschwäche, Schwermetallbelastung, anhaltende Entzündung	**blutende Bläschen, eingerissene Mundwinkel, Mundgeruch, Speichelfluss**	↓abends, nachts, durch Nässe	Schleimhautgeschwüre mit Gefühl wie rohes Fleisch, stechende Schmerzen	allgemeine Schwäche, Erkältungsneigung, Risse an Lippen oder am After	**Acidum nitricum D 12 2-mal tägl. 5 Glob.** Seite 112
Infektionen, wiederkehrende Entzündungen	**weißliche Bläschen mit rötlichem Hof im Mundraum, Brennschmerz**	↓Kaltes	empfindliche, leicht blutende Mundschleimhaut	bewährt bei Candida-Infektionen, bei Druckstellen durch Prothesen	**Borax D 6 3-mal tägl. 5 Glob.** Seite 118
Ernährungsfehler, Infekt	**anhaltend trockene Mundschleimhäute, erschwertes Schlucken**	↓morgens, nach dem Essen	harter, schwer gehender Stuhlgang trotz Dranggefühls	Heißhunger, Magendrücken, trockene, rissige Haut mit Ekzemneigung	**Alumina D 12 2-mal tägl. 5 Glob.** Seite 114
Stress, Kummer, Aufenthalt am Meer	**Mundtrockenheit, salziger Geschmack, großes Durstgefühl**	↓emotionale Ereignisse	aufgesprungene, trockene Lippen, morgendliche Durchfälle oder Verstopfung	Grübeln über Vergangenes, Migräne, Ausschläge, mangelnde Gewichtszunahme	**Natrium chloratum D 12 2-mal tägl. 5 Glob.** Seite 134
Angstzustände, nach einer erschöpfenden Erkrankung	**Zungenbrennen, periodisch auftretend und sich verstärkend, Rötung der Zunge**	↓Kälte ↑Wärme, warme Getränke	starkes Durstgefühl, Speisengerüche rufen Ekel hervor, Durchfallneigung	innere Unruhe mit Angstgefühl, auch um die Gesundheit, Hang zum Perfektionismus	**Arsenicum album D 12 2-mal tägl. 5 Glob.** Seite 116

Erkrankungen der Zähne (Zahnschmerzen, empfindliche Zahnhälse, Zähneknirschen)

wo oder warum	was	wie	wie noch	außerdem	MITTEL
zahnärztlicher Eingriff, anhaltende Wundschmerzen	**Bluterguss, Schmerzen, Schwellung auch im Gesichtsbereich**	↓Berührung, Bewegung ↑Ruhe	Angst- und Schreckfolgen des Eingriffs	möchte allein gelassen werden	**Arnica D 6 3-mal tägl. 5 Glob.** Seite 116
zahnärztlicher Eingriff, anhaltende neuralgische Zahnschmerzen	**einschießende Schmerzen in den Nervenbahnen im Kieferbereich**	↓Berührung, Kälte, Wetterwechsel	anhaltendes Taubheitsgefühl, stechende Schmerzen	Kopfschmerzen, Benommenheitsgefühl, Schwindel	**Hypericum D 6 3-mal tägl. 5 Glob.** Seite 129
schmerzempfindliche Zahnhälse, Stress	**hohe Schmerzempfindlichkeit, kann die Schmerzen nicht mehr ertragen**	↓Kaffee, Wärme, bei Nacht	schmerzende Gesichtshälfte oft rot und heiß, Angst vorm Zahnarztbesuch	ärgerliche, gereizte Stimmung, bewährt beim zahnenden Kind	**Chamomilla D 12 2-mal tägl. 5 Glob.** Seite 121
innere Anspannung, Stress, Kälteempfindlichkeit	**Würgereiz beim Zähneputzen, Kaltes löst Zahnschmerzen aus, Zähneknirschen**	↓morgens ↑Wärme	immer wieder Magen-Darm-Beschwerden, dennoch Verlangen nach Genussmitteln	gehetzte Lebensweise, innere Anspannung, wirkt überarbeitet	**Nux vomica D 12 2-mal tägl. 5 Glob.** Seite 135
Muskelverspannungen, Stress	**nächtliches Zähneknirschen, schmerzhafte Kaumuskulatur**	↓vor der Periodenblutung, durch Aufregung, nachts	Neigung zu Muskelkrämpfen, auch nächtliche Wadenkrämpfe	bewährt bei krampfartigem Husten und bei Bauchschmerzen	**Cuprum metallicum D 6 3-mal tägl. 1 Tabl.** Seite 124

Karies, Parodontose, Zahnfleischentzündung, Beschwerden durch Implantate

wo oder warum	was	wie	wie noch	außerdem	MITTEL
Erkältung, Infektion, Schwangerschaft	**schwammiges, bei der geringsten Berührung sofort blutendes Zahnfleisch**	↓nachts ↑durch kalte Getränke	anhaltender Speichelfluss, Mundgeruch, Zahneindrücke am Zungenrand	Bläschen und Entzündungen im Mundraum, süßlich übel riechende Nachtschweiße	**Mercurius solubilis* D 12 2-mal tägl. 5 Glob.** Seite 133
Knochen, Zähne, Zahnfleisch	**Kieferknochenschwund auch bei Implantaten, kariöse Zähne**	↓feuchtheißes Wetter, Kälte, Wetterwechsel ↑Wärme, Essen	weicher Zahnschmelz, viele Zahnfüllungen, Zahnfleischentzündung	Nagelwachstumsstörungen, neigt zu dünnem Haar und Haarausfall	**Calcium phosphoricum D 12 2-mal tägl. 5 Glob.** Seite 119
Knochen, Zähne, Zahnfleisch	**Zahn- und Knochenfistel, entzündetes, sich zurückbildendes Zahnfleisch**	↓Kälte, kaltes Wetter ↑Wärme, warme Anwendungen	Zahnfisteln und -taschen entleeren dünnflüssiges, übel riechendes Sekret	Erkältungs- und Entzündungsneigung, sehr kälteempfindlich, schnell erschöpft	**Silicea D 12 2-mal tägl. 5 Glob.** Seite 141
Zähne, Zahnspange	**Karies, Schwarzwerden der Zähne**	↓Kälte, nachts, emotionale Ereignisse	neigt zu Narben bildenden Gerstenkörnern und Schnittverletzungen, zur Wundheilung	fühlt sich im Inneren verletzt oder gekränkt, ist sehr empfindsam	**Staphisagria D 6 3-mal tägl. 5 Glob.** Seite 142
Zähne, Zahnfleisch	**Karies, anhaltende Zahnschmerzen, Speichelfluss**	↓Kälte, nach der Periodenblutung ↑Wärme, Bewegung	Mundgeruch, leicht blutendes, ständig entzündetes Zahnfleisch	scharfe, übel riechende Absonderungen, z. B. Ausfluss, Periodenblutung	**Kreosotum D 6 3-mal tägl. 5 Glob.** Seite 130

** Dosierungshinweis: Einnahmedauer etwa 8 - 10 Tage*

Heiserkeit, Kehlkopfentzündung

wo oder warum	was	wie	wie noch	außerdem	MITTEL
Kälte, Zugluft, seelische Ereignisse (Angst, Schock und Schreck)	**plötzlicher Krankheitsbeginn, tonlose Stimme, Unruhe, Angstgefühl, großer Durst**	↓Berührung, Kälte ↑Schweißausbruch	rasch ansteigendes Fieber, blasse, trockene Haut, Atembeschwerden wie Pseudokrupp	bewährt beim Infekt im Anfangsstadium, auch bei (Klein-)Kindern	**Aconitum* D 6 3-mal tägl. 5 Glob.** Seite 113
Kälte, Nässe, Infekt	**kratzige, raue, heisere Stimme, Hüsteln, Reizhusten ohne Schleim**	↓nachts, Kälte	absteigender Infekt, geht vom Hals und Kehlkopfbereich in die Bronchien	bewährt beim Erwachsenen	**Ammonium bromatum* D 6 3-mal tägl. 5 Glob.** Seite 114
Kehlkopfhusten, Infekt, Erkältung	**bellender Husten, Gefühl, durch einen Schwamm zu atmen**	↓um Mitternacht, aus dem Schlaf heraus, im Liegen ↑Wärme, warme Speisen	Rachenschleim, beständiges Räuspern, heisere, raue Stimme, Kratzen im Hals	bewährt beim Pseudokrupp der (Klein-) Kinder	**Spongia* D 6 3-mal tägl. 5 Glob.** Seite 142
Infekt, Kälte, Zugluft	**heisere Stimme mit gelblichem Schleim aus Nase und Rachenraum, sich schwer lösend**	↓Berührung, kalte Luft ↑Wärmeanwendung	Kopfschmerzen an Stirn und Wangenknochen, säuerlich riechender Schweiß	bewährt beim Pseudokrupp der (Klein-)Kinder	**Hepar sulfuris* D 6 3-mal tägl. 1 Tabl.** Seite 128
stimmliche Überanstrengung, langes Reden, Singen, Infekt	**heiser klingende, raue, „kratzige" Stimme, immer wieder die Tonlage wechselnd**	↓Kälte, kalter Wind, Gewitter ↑frische Luft	verlegte Nase mit Borkenbildung oder wund machender, dünnflüssiger Nasenschleim	bewährt zur „Stimmpflege" von Sängern und bei vielem Sprechen	**Arum triphyllum* D 6 3-mal tägl. 5 Glob.** Seite 116

** Akutdosierung: am 1. und 2. Tag 4- bis 5-mal einnehmen*

Halsschmerzen, Mandelentzündung

wo oder warum	was	wie	wie noch	außerdem	MITTEL
Infekt, allergische Reaktion	**stechende Schmerzen beim Schlucken, blassroter Gaumen, Zäpfchen dick**	↓Wärme, Berührung ↑kalte Auflagen, frische Luft	Ruhelosigkeit, Bewegungsdrang, Durstlosigkeit, Hitzegefühl der Haut	bewährt beim Quincke-Ödem mit Anschwellung der Augenlider und Wangen	**Apis* D 6 3-mal tägl. 5 Glob.** Seite 115
intensive Sonnenbestrahlung, Hitzeinwirkung, Zugluft, Infektion, Erkältung	**roter Rachen, plötzliche pochende Schmerzen, himbeerfarbene Zunge**	↓Berührung, Geräusche, Licht	oft plötzlich einsetzendes Fieber, hochrotes, heißes Gesicht, Schwitzen	bewährt bei allen akuten Hautentzündungen, vergleichbar einem Sonnenbrand	**Belladonna* D 6 3-mal tägl. 5 Glob.** Seite 117
Infektion, Erkältung	**dunkelroter Rachenraum mit bis in die Ohren ausstrahlenden Schmerzen**	↓warme Getränke ↑Ruhe, lokale Wärme, kalte Getränke	Ohrenschmerzen, gerötete Augen, Halslymphknoten geschwollen	bewährt bei Seitenstrangangina, zur Nachbehandlung einer Streptokokkenangina	**Phytolacca* D 6 3-mal tägl. 5 Glob.** Seite 137
Infektion, Erkältung, Feuchtigkeit, Kälte, Nässe, seelische Reaktion	**heftige, brennende Hals- und Schluckbeschwerden, stechende Ohrenschmerzen**	↓Kälte, Zugluft, Berührung ↑Wärme, Essen	Kopfschmerzen, Husten mit Schleimauswurf, Brennen der Mundschleimhäute	bewährt bei Heimweh, „Hals wie zugeschnürt“	**Capsicum* D 6 3-mal tägl. 5 Glob.** Seite 120
Erkältung, Infektion	**Hals- und Schluckbeschwerden, Mundgeruch, Mandeln belegt, verschleimt**	↓feuchtes Wetter, Wärme, Berührung	trockener, zunehmend schleimiger Husten mit übel riechendem Auswurf	bei (Klein-) Kindern mit wiederkehrender eitriger Mandelentzündung	**Guaiacum* D 6 3-mal tägl. 5 Glob.** Seite 127

** Akutdosierung: am 1. und 2. Tag 4- bis 5-mal einnehmen*

Schnupfen

wo oder warum	was	wie	wie noch	außerdem	MITTEL
Erkältung, Feuchtigkeit	**Fließschnupfen, wässriger, brennender Nasenschleim**	↓frische Luft, Kühle	wunde Nasenlöcher, raue Stimme, Hüsteln, neigt zu Nebenhöhlenentzündung	auch bei Heuschnupfen bewährt	**Allium cepa* D 6 3-mal tägl. 5 Glob.** Seite 114
Erkältung, allergische Reaktion	**dünnflüssiges Nasensekret, Stirnkopfschmerz**	↓trockene (Zimmer-)Luft ↑im Freien	Brennen im Hals, Mundtrockenheit, Hüsteln, mangelnde Geruchsempfindung	bei Heuschnupfen und Feinstaubbelastung	**Luffa D 12 3-mal tägl. 5 Glob.** Seite 132
Erkältung, allergische Reaktion, insbesondere Heuschnupfen	**Niesanfälle, Juckreiz, Fließschnupfen, später zähes Sekret**	↓morgens, durch Kälte	ständiges Augentränen, Stirnkopfschmerzen	bei chronischem Schnupfen, auch durch Hausstaubmilben und Feinstaub	**Sabadilla* D 6 3-mal tägl. 5 Glob.** Seite 140
Kälteempfindlichkeit, Anspannung, Stress	**Fließschnupfen mit wechselseitig verlegter Nasenatmung**	↓morgens ↑Wärme	immer wieder Magen-Darm-Beschwerden, dennoch Verlangen nach Genussmitteln	gehetzte Lebensweise, innere Anspannung, wirkt überarbeitet und gestresst	**Nux vomica* D 6 3-mal tägl. 5 Glob.** Seite 135
Stress, Kummer, Aufenthalt am Meer	**Nasenfluss oder Stockschnupfen, riecht und schmeckt nichts mehr**	↓Liegen, frische Luft	Schleim und Speichel schmecken salzig, aufgesprungene Lippen, Lippenherpes	Grübeln über Vergangenes, Migräne, Hautausschläge, mangelnde Gewichtszunahme	**Natrium chloratum D 12 2-mal tägl. 5 Glob.** Seite 134

** Akutdosierung: am 1. und 2. Tag 4- bis 5-mal einnehmen*

Heuschnupfen, Allergie

wo oder warum	was	wie	wie noch	außerdem	MITTEL*
Augen	**gerötete, brennende Augen, anfangs trocken, später scharfer Tränenfluss**	↓abends, Wärme, langes Lesen ↑Kälte, Dunkelheit	lichtempfindlich, entzündete Lidränder, wässrig-schleimiges Nasensekret, Niesreiz	bewährt bei immer wiederkehrender Bindehautentzündung	**Euphrasia* D 6 3-mal tägl. 5 Glob.** Seite 125
Augen und Nase	**brennender, scharfer Nasenschleim, wechselseitig verstopfte Nase**	↓nachmittags, abends	heißes, brennendes Gefühl im Rachen, Augen gereizt	Neigung zu Atembeschwerden	**Sinapis nigra* D 6 3-mal tägl. 5 Glob.** Seite 141
Augen, Nase, Rachen	**extremer Juckreiz von Nase, Augen und Rachenraum, will sich ständig kratzen**	↓Wärme	Juckreiz im Gehörgang und im Ohrbereich, Verlust des Geruchssinns, Fließschnupfen	Ekzemneigung, juckende Hautreizung	**Arundo* D 6 3-mal tägl. 5 Glob.** Seite 116
Augen, Nase und Bronchien	**Tränenfluss, Fließschnupfen mit anhaltendem Niesen, Atembeschwerden**	↓Wärme	Gefühl, als ob alles aus Augen und Nase fließt, Asthmaneigung, erschwertes Atmen	6 Wochen vor Eintritt der akuten Beschwerden Galphimia D 12, 1-mal tägl. 5 Glob.	**Galphimia glauca* D 6 3-mal tägl. 5 Glob.** Seite 126
Nase, Bronchien	**erschwertes Nasenatmen, Borken, trockene Nasenschleimhäute, zähes Sekret**	↓trockene (Zimmer-) Luft ↑im Freien	Brennen im Hals, belegte Zunge, Hüsteln und Räuspern, Müdigkeit, Abgeschlagenheit	bewährt bei Heuschnupfen im Wechsel mit Sinusitis, bei Hausstaubmilbenallergie	**Luffa* D 6 3-mal tägl. 5 Glob.** Seite 132

(Arrows: "Augen und Nase" also leads to the Augen row's "was"; "Augen, Nase und Bronchien" also leads to "erschwertes Nasenatmen…"; "Nase, Bronchien" also leads to "Tränenfluss…".)

** Hinweis: bei sehr akuten Beschwerden bis zu 5-mal täglich einnehmen*

Nasennebenhöhlenentzündung (Sinusitis)

wo oder warum	was	wie	wie noch	außerdem	MITTEL
Infekt, Erkältung	**Stirnkopfschmerzen, Druck über der Nasenwurzel, zähes Sekret, auch im Rachen**	↓nachts ↑durch Trinken	in die Augen einschießende Schmerzen, Mundtrockenheit	neigt zu anhaltendem und wiederkehrendem Schnupfen	**Cinnabaris* D 6 3-mal tägl. 1 Tabl.** Seite 122
Erkältung, Infekt	**gelblich-weißer, zäher Schleim aus Nase, Bronchien, Augeninnenwinkel**	↓frische Luft, Wärme	klopfende Gesichtsschmerzen über den Wangenknochen, gelbes, zähes Sekret	Magen-Darm- und Nasennebenhöhlenentzündungen	**Kalium bichromicum* D 6 3-mal tägl. 1 Tabl.** Seite 130
Infekt, Kälte, Zugluft	**schwerlöslicher, zäher dick-gelblicher Schleim, stechende Kopfschmerzen**	↓Berührung, kalte Luft ↑Wärme, warmes Wetter	Schmerzen bei Berührung, säuerlich riechender Schleim und Schweiß	eitrige Haut- und Nasennebenhöhlenentzündungen, Bronchitisneigung	**Hepar sulfuris* D 6 3-mal tägl. 1 Tabl.** Seite 128
abklingender Infekt, angegriffene Schleimhäute	**erschwertes Nasenatmen, Borken, trockene Nasenschleimhäute, zähes Sekret**	↓trockene (Zimmer-)Luft ↑im Freien	Brennen im Hals, Mundtrockenheit, belegte Zunge, Hüsteln und Räuspern	Müdigkeit, unregelmäßiger Stuhlgang mit Verstopfung, Durchfall, Blähungen	**Luffa** D 6 3-mal tägl. 5 Glob.** Seite 132
anhaltende Nasenschleimhautentzündung	**ständig dünnflüssiger oder zäher Schleim aus der Nase und im Rachen, Nasenborken**	↓Herbst, Winter, Nebel	Bildung von Nasenpolypen, Räusperzwang, Kitzelhusten, raue Stimme	häufige Nasennebenhöhlenentzündungen mit Stirnkopfschmerzen	**Marum verum D 6 3-mal tägl. 5 Glob.** Seite 133

* *Akutdosierung: am 1. und 2. Tag 4- bis 5-mal einnehmen*
** *Hinweis: Luffa D 12 bei dünnflüssigem Nasenschleim und Brennen im Hals wie bei Heuschnupfen, als Nasentropfen 3-mal tägl. 2 Sprühstöße*

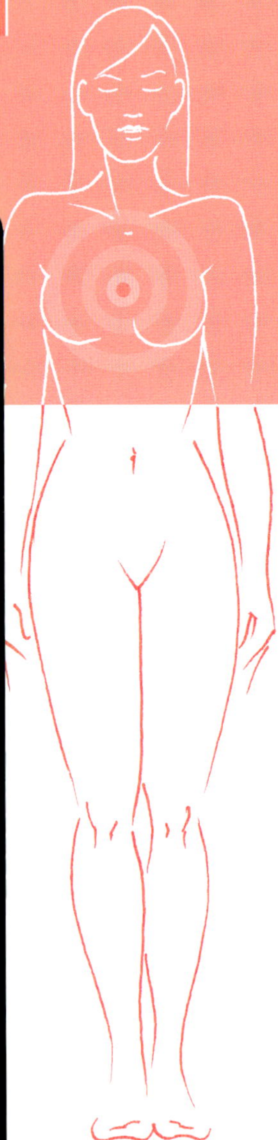

Brustbereich/Immunsystem

Auf den folgenden Seiten finden Sie Beschwerden des Atemtrakts. Das sind vor allem Erkältungskrankheiten und fiebrige Infekte, die mit Husten einhergehen. Zum Brustbereich gehört aber auch die ganze Palette der Herz-Kreislauf-Erkrankungen sowie deren Folgeerscheinungen. Dazu zählen hoher Blutdruck, Venenschwäche und Durchblutungsstörungen.

Bronchien

Husten ist ein häufiges Symptom im Rahmen eines akuten Infekts. Gehen die Hustenanfälle ohne oder mit sehr wenig Schleimauswurf einher, dann schauen Sie bitte unter der Rubrik **„trockener Husten“** nach; dementsprechend suchen Sie bei Schleimauswurf unter **„schleimigem Husten“**. Wenn Sie im Schleim rötliche Spuren finden oder wenn der Husten trotz Ihrer Behandlung nicht besser wird, holen Sie bitte medizinischen Rat ein.

Immunsystem

Auf Seite 49 finden Sie geeignete Mittel zur Vorbeugung bei immer **wiederkehrenden Infekten**, insbesondere bei Bronchitis, Mandelentzündung, Mittelohrentzündung, Schnupfen sowie bei Nebenhöhlenentzündung. Bitte beachten Sie dazu die Hinweise zur Anwendungsdauer aus dem Einführungsteil (siehe Seite 11 ff.).

Immer dann, wenn Ihr Allgemeinbefinden nachhaltig beeinträchtigt ist oder wenn Sie an hohem Fieber leiden, sollten Sie auf eine Selbstbehandlung verzichten. Müssen Sie ein Antibiotikum einnehmen, dann empfehle ich zur besseren Verträglichkeit – auch bei Kindern – Okoubaka D3 (vgl. Bauchbereich).

Herz-Kreislauf und Gefäße

Zu den typischen Beschwerden zählen **erhöhter Blutdruck (Hypertonie), Probleme mit dem Kreislauf, Durchblutungsstörungen, Herzbeschwerden** und **Venenprobleme**. Wichtig: Treten an Herz, Kreislauf oder Gefäßen (Arterien oder Venen) erstmalig oder akut Probleme auf, dann nehmen Sie umgehend medizinische Hilfe in Anspruch. Sind die Beschwerden bei Ihnen bereits bekannt, dann können Sie die homöopathischen

Mittel auch zusätzlich zu schulmedizinischen Präparaten einnehmen. Bestehen die medizinisch abgeklärten Beschwerden bei Ihnen schon längere Zeit (z. B. erhöhter Blutdruck oder Venenschwäche), dann beachten Sie bitte die Hinweise zur Anwendungsdauer. Sowohl beim erhöhten wie auch beim zu niedrigen Blutdruck kann Ihnen die Homöopathie gute Dienste leisten, da sie regulierend auf den gestörten Blutdruck einwirkt.
Wurden bei Ihnen **Durchblutungsstörungen** festgestellt, dann empfiehlt sich die Homöopathie auch zusätzlich zu den medizinisch verordneten Maßnahmen. Mit den richtigen Globuli können Sie die damit verbundenen subjektiv empfundenen Beschwerden wirkungsvoll lindern.
Haben Sie Schwierigkeiten mit Ihren Venen, ist eine längerfristige Behandlung sinnvoll, um einer zunehmenden **Venenschwäche** Einhalt zu gebieten und damit das **Thromboserisiko** zu reduzieren.
Wichtig: Wenn Sie eine Flugreise unternehmen oder über viele Stunden im Auto sitzen müssen, können Sie mit der Einnahme Ihres Mittels bereits drei Tage vor Reiseantritt beginnen.
Spüren Sie akute Schmerzen im Bein oder stellen Sie eine Schwellung fest, dann ist umgehend medizinische Hilfe erforderlich.
Falls bei Ihnen eine akute **Venenentzündung** diagnostiziert wird, können Sie Ihr homöopathisches Mittel auch zusätzlich zu den ärztlich verordneten allopathischen Medikamenten einnehmen.

In diesem Kapitel

Trockener Husten

wo oder warum	was	wie	wie noch	außerdem	MITTEL
Husten, auch mit Fieber, „Grippehusten“, Ärger, Stress, Wetterwechsel	**stechende Schmerzen beim Husten, der ganze Brustkorb schmerzt**	↓Bewegung, Berührung, Wetterumschwung ↑Schweißausbruch, kalte Anwendungen	stechende Kopfschmerzen, fiebrig-heiß, großer Durst auf kalte Getränke	gereizte, ärgerliche Stimmung, anhaltende Rückenschmerzen durch Aufregungen	**Bryonia* D 6 3-mal tägl. 5 Glob.** Seite 118
Kehlkopfhusten, Infekt, Erkältung	**bellender Husten im Kehlkopf, Rachenschleim, ständiges Räuspern, heiser**	↓um Mitternacht, aus dem Schlaf heraus, im Liegen ↑Wärme, warme Speisen	Gefühl durch einen Schwamm zu atmen, Kratzen im Hals, berührungsempfindlich	auch bewährt bei Schilddrüsenüberfunktion und Kropfbildung	**Spongia* D 6 3-mal tägl. 5 Glob.** Seite 142
Husten hinter dem Brustbein mit Zeichen einer Erkältungskrankheit	**anhaltend trockener Kitzelhusten, wenig Schleimauswurf**	↓kalte Luft, tieferes Einatmen ↑Wärme	geringster Luftzug, Kälte oder Einatmen durch den Mund verursacht Hustenreiz	auffallende Empfindlichkeit gegen Kälte	**Rumex* D 6 3-mal tägl. 5 Glob.** Seite 139
Husten ohne oder mit geringem Fieber	**nächtliche Anfälle von Reizhusten, nur wenig Schleim**	↓im Liegen ↑im Sitzen	der trockene Husten ist krampfartig, beständiges Kitzeln	es kann unfreiwillig Harn oder Stuhlgang abgehen	**Hyoscyamus D 6 abends und bei Bedarf 5 Glob.** Seite 129
Husten mit Nasen- und Rachenschleim	**anhaltende Hustenanfälle, vor allem tagsüber, lassen sich nicht unterbrechen**	↓kalte Luft, von warm nach kalt ↑Wärme	Stirnkopfschmerzen, Nasensekret, Geruchstäuschungen, neigt zu Nasenbluten	bewährt bei Rachenkatarrh	**Corallium rubrum* D 6 3-mal tägl. 1 Tabl.** Seite 123

** Akutdosierung: am 1. Tag stündlich einnehmen, am 2. Tag alle 2 Stunden, ab dem 3. Tag 3-mal täglich*

Schleimiger Husten

wo oder warum	was	wie	wie noch	außerdem	MITTEL
Erkältung, Verschleimung der Bronchien	**viel zäher, weißlicher Schleim, Schleimrasseln bei jedem Hustenstoß**	↓Kälte, Winter ↑durch Aufsetzen	Schwäche bei Anstrengung, Gefühl von allgemeiner Abgeschlagenheit	bewährt zur Schleimlösung bei anhaltendem Husten	**Antimonium sulfuratum aurantiacum* D 6 3-mal tägl. 1 Tabl.** Seite 115
Infekt, Kälte, Zugluft, Verschleimung der Nasennebenhöhlen und Bronchien	**schwer löslicher, zäher gelber Schleim, Nase verstopft, stechende Kopfschmerzen**	↓Berührung, kalte Luft ↑Wärme, warmes Wetter	Schmerzen bei Hautberührung, säuerlich, nach Käse riechender Schleim und Schweiß	immer wieder Nasennebenhöhlenentzündungen, Bronchitis mit Verschleimung	**Hepar sulfuris* D 6 3-mal tägl. 1 Tabl.** Seite 128
Infekt, Erkältung, von der Nase zu den Bronchien absteigend	**wässriger, später dickgelblicher Schnupfen, bellender Husten, Schleimauswurf**	↓nachts, durch Kälte ↑durch Aufsitzen	trockener Rachen, Halsschmerzen und Schluckbeschwerden kommen und gehen	bewährt beim typischen Verlauf einer Erkältung, die mit einer Bronchitis endet	**Sticta* D 6 3-mal tägl. 5 Glob.** Seite 142
Infekt, Erkältung, Keuchhusten	**aufeinander folgende, krampfartige Hustenanfälle, oft mit Schleimerbrechen**	↓nachts, Bettwärme, Trinken, Reden, Hinlegen ↑durch Aufsetzen	anhaltender Husten verursacht Nasenbluten, heisere Stimme, Rachen trocken	auch bei Kindern mit Keuchhusten bewährt	**Drosera* D 6 3-mal tägl. 5 Glob.** Seite 124
Infekt, Erkältung, Keuchhusten	**krampfartiger Husten, zäher Schleim, Gefühl wie ein Faden im Hals**	↓morgens, nach dem Erwachen, in Wärme ↑kühle Luft, Ruhe	würgt, um den Schleim herauszubekommen, Zähneputzen verursacht Husten und Würgen	auch bei Kindern mit Keuchhusten bewährt	**Coccus cacti* D 6 3-mal tägl. 5 Glob.** Seite 122

** Akutdosierung: am 1. und 2. Tag 4- bis 5-mal einnehmen*

Erkältungskrankheiten, fieberhafter Infekt

Infektanfälligkeit *S. 49*

wo oder warum	was	wie	wie noch	außerdem	MITTEL
Kälte, Zugluft, seelische Ereignisse (Schock, Schreck)	**rasch ansteigendes Fieber, blasse, trockene Haut, Ängstlichkeit**	↓Berührung, Kälte ↑Schweißausbruch	plötzlicher Krankheitsbeginn, innere Unruhe, großer Durst	bewährt beim Infekt im Anfangsstadium, auch bei (Klein-)Kindern	**Aconitum D 6 stündl.* 5 Glob.** Seite 113
Überhitzung, Sonnenbestrahlung, feuchtkalte (Zug-)Luft	**plötzlich auftretendes Fieber, hochrotes, heißes Gesicht**	↓Berührung, Geräusche, Licht	Brennschmerz der Haut, klopfende Kopfschmerzen, Fantasieren	häufig Folgemittel von Aconitum, bei Fieber und Entzündungen (gerade bei Kindern)	**Belladonna D 6 stündl.* 5 Glob.** Seite 117
Wetterwechsel, trockene Kälte, seelische Ereignisse (Aufregung, Ärger)	**stechende Kopf- und Brustschmerzen, Fließschnupfen, Niesen, Fieber**	↓geringste Bewegung, Berührung ↑Schweißausbruch, kalte Getränke	hält sich vor Schmerzen den Brustkorb („Grippehusten“), trockenrissige Lippen	gereizte, ärgerliche Stimmung, will seine Ruhe haben	**Bryonia D 6 stündl.* 5 Glob.** Seite 118
feucht-kaltes Wetter, Wind	**heftigste Glieder- und Knochenschmerzen, Schüttelfrost, Fieber**	↓Bewegung, Kälte ↑kalte Getränke	Übelkeit, galliges Erbrechen, schmerzhafter Husten, Augenschmerzen	bewährtes Grippemittel („homöopathisches Aspirin“)	**Eupatorium perfoliatum D 6 stündl.* 5 Glob.** Seite 125
feucht-warmes Wetter, Sommergrippe, Virusinfektion, Schreck, Stress	**allmählicher Fieberanstieg, wie betäubt und gelähmt, dunkelrotes Gesicht**	→abends, warme Räume, Wärme	zittrige Schwäche, ohne Energie, Frieren, apathisch, mag nichts trinken	bewährt zur Nachbehandlung von Virusinfekten mit verzögerter Genesung	**Gelsemium D 6 stündl.* 5 Glob.** Seite 126

** Akutdosierung: am 1. Tag alle halbe Stunde einnehmen, am 2. Tag alle 2 Stunden, ab dem 3. Tag 3-mal täglich*

Infektanfälligkeit

→ Erkältungskrankheiten, fieberhafter Infekt, *S. 48*

wo oder warum	was	wie	wie noch	außerdem	MITTEL
Mandeln, Ohren, Bronchien	**anhaltender, dicklicher Schleim aus der Nase, Husten mit Schleimauswurf**	↓Anstrengung, Kälte, Nässe ↑trockenes Wetter, Wärme	schmerzhafte Lymphknotenschwellung am Hals, saurer Schweiß an Kopf und Nacken	Verlangen nach Eiern, Süßigkeiten, neigt zu Übergewicht, mangelnde Leistungsfähigkeit	**Calcium carbonicum D 12 2-mal tägl. 5 Glob.** Seite 119
Nase, Ohren	**Mittelohrentzündungen oft mit Fließschnupfen beginnend, rotes/blasses Gesicht**	↓nachts, bei Bewegung ↑kalte Anwendungen	geschwollene Lymphknoten, schneller Puls, Aussehen wie bei Blutarmut	nervöse Erschöpfung, beim akuten Infekt kaum beeinträchtigt	**Ferrum phosphoricum D 12 2-mal tägl. 5 Glob.** Seite 126
Nase, Ohren, Bronchien	**weißlich-gelber Schleim aus Nase und Ohr, gelblicher Scheidenausfluss**	↓nachts, warme Zimmerluft, fettes Essen, Periodenblutung	auffallender Wechsel der Beschwerden, sowohl körperlich wie seelisch	launische, weinerliche Stimmung, möchte nicht alleine sein	**Pulsatilla D 12 2-mal tägl. 5 Glob.** Seite 138
Nase, Nasennebenhöhlen, Ohren	**dünnflüssiger Rachen- und Nasenschleim, übel riechend, Trommelfellperforation**	↓Kälte, Winterzeit, Periodenblutung	eiskalte, schweißige Füße, Fußpilz, rissige Haut, unschöne Nägel	beständiges Frieren, benötigt Kopfbedeckung, oft unentschlossen	**Silicea D 12 2-mal tägl. 5 Glob.** Seite 141
Nase, Nasennebenhöhlen, Bronchien	**gelb-grünlicher Schleimauswurf aus Nasen und Bronchien, Polypenbildung in der Nase**	↓Gewitter, Sturm, Nässe, Nebel	kalte Hände und Füße, schweißige, unreine Haut mit Warzen, Darmpolypen	ständig in Eile, hastig, viele Ideen, Angst um die Zukunft, fürchtet den Misserfolg	**Thuja D 12 2-mal tägl. 5 Glob.** Seite 144

Erhöhter Blutdruck (Hypertonie)

wo oder warum	was	wie	wie noch	außerdem	MITTEL
emotionale Ereignisse wie Kummer, Schreck, innere Anspannung	**dunkelrotes Gesicht, Schwindel, klopfende Kopfschmerzen, Druckgefühl auf der Brust**	↓nachts, am frühen Morgen, durch Kälte	klagt über Gedächtnisschwäche, Beklemmungsgefühl, Angst, Schwindel	untersetzte Statur, Wechsel von depressivem und aggressivem Verhalten	**Aurum metallicum D 12 2-mal tägl. 5 Glob.** Seite 117
körperliche Überanstrengung, verengte Blutgefäße (Plaques), nach Gefäßoperationen	**hochrotes Gesicht, immer wieder Kopfschmerzen, Ohrensausen, Nasenbluten**	↓Berührung, Bewegung ↑Ruhe	Hitzegefühl mit Blutandrang zum Kopf, kalte Hände, Benommenheitsgefühl	unruhiger, kräftig-muskulöser Mensch, neigt zu Krampfadern und zu Muskelschmerzen	**Arnica D 6 3-mal tägl. 5 Glob.** Seite 116
Neigung zu Verengung der Blutgefäße	**klopfende, hämmernde Kopfschmerzen, Schwindel, findet sich oft nicht zurecht**	↓Kälte, Sturm, Liegen auf der linken Seite	anfallsweise Schmerzen im Brustbereich, unregelmäßiger Herzschlag	Schlaflosigkeit, Gelenk- und Muskelschmerzen, Unruhe in den Beinen	**Viscum album D 6 3-mal tägl. 5 Glob.** Seite 145
Neigung zu Verengung der Blutgefäße	**blassfarbenes Gesicht und Hände, faltig-trockene Haut, Schwindel, Kopfweh**	↓geistige und körperliche Tätigkeit, kaltes Wetter	krampfartige Schmerzen in Händen und Beinen, Verstopfungsneigung	eher schlanker, kälteempfindlicher Mensch, fühlt sich niedergeschlagen	**Plumbum metallicum D 12 2-mal tägl. 5 Glob.** Seite 138
Neigung zu Verengung der Blutgefäße	**blasse Gesichtsfarbe, Schwindel, Ohrensausen, verlangsamte Bewegungen**	↓Kälte, kalte Luft ↑Gehen im Freien	zunehmend schlechtes Sehen wegen grauem Star, Vergesslichkeit, Altersleiden	eher fülliger, übergewichtiger Mensch, fühlt sich verzagt, wirkt unentschlossen	**Barium carbonicum D 12 2-mal tägl. 5 Glob.** Seite 117

Niedriger Blutdruck, Kreislaufbeschwerden

→ Herzbeschwerden *S. 52*

wo oder warum	was	wie	wie noch	außerdem	MITTEL
emotionale Ereignisse, Infekte	**akute Kreislaufschwäche, blass, kalter Schweißausbruch, Ohnmachtsneigung**	↓Anstrengung, Aufregung ↑kalte Getränke	Kältegefühl am ganzen Körper, Erbrechen, wässrige Durchfälle, Bauchkrämpfe	bewährt bei Durchfallerkrankungen und bei schmerzhafter Periodenblutung	**Veratrum album* D 6 3-mal tägl. 5 Glob** Seite 144
Aufregung, Überarbeitung, Infekte	**häufig wechselnder Blutdruck: zu hoch, dann wieder zu niedrig**	↓Bewegung, warmes Zimmer ↑frische Luft, Ruhe	immer wieder unregelmäßiger Herzschlag, ziehende Schmerzen im Brustbereich	funktionelle Herz- und Atembeschwerden, bei körperlicher Belastung	**Crataegus D 6 3-mal tägl. 5 Glob.** Seite 123
Veranlagungsbedingte Kreislaufschwäche, Wetterumschwung	**Schwarzwerden vor den Augen, kann nicht lange Zeit stehen, bedrückte Stimmung**	↓vormittags ↑Ruhe	Kopfweh mit Flimmern vor den Augen, neigt zu Kreislaufkollaps	fühlt sich immer müde und unausgeschlafen, auch bei Frühjahrsmüdigkeit	**Haplopappus D 3 3-mal tägl. 5 Glob.** Seite 128
Überanstrengung, durchgemachte Erkrankung	**Gefühl, als sei alles zu viel, Schwarzwerden vor den Augen, Schwindel, Kopfdruck**	↓Licht, Lärm, Kälte ↑Wärme	kann sich nicht konzentrieren, wie benommen	fühlt sich wie ausgelaugt, großes Ruhe- und Schlafbedürfnis	**Acidum phosphoricum D 12 2-mal tägl. 5 Glob.** Seite 112
Überanstrengung, Wachstum	**Kopfweh, Schwindelgefühl, nervös gereizte Stimmungslage**	↓nachts, Wärme, Ruhe ↑langsame Bewegung,	wechselnde Gesichtsfarbe von rot nach blass, fühlt sich nicht leistungsfähig, rasch erschöpft	schwächende Periodenblutung, neigt zu Eisenmangel, Frieren, mangelnder Appetit	**Ferrum metallicum D 12 2-mal tägl. 5 Glob.** Seite 126

** Hinweis: 3-mal im Abstand von einigen Minuten 5 Glob.*

Herzbeschwerden

→ Niedriger Blutdruck, Kreislaufbeschwerden, *S. 51*

wo oder warum	was	wie	wie noch	außerdem	MITTEL
Angst, Unruhe, Schreck	**stechende Herzschmerzen mit großem Angstgefühl, harter Pulsschlag**	↓abends, nachts, durch Berührung, Kälte ↑Schweißausbruch	Ohnmachtsneigung, große innere Unruhe, glaubt sterben zu müssen, Panikattacken	Beschwerden treten urplötzlich auf, Beschwerden schaukeln sich rasch auf	**Aconitum D 12 2-mal tägl. 5 Glob.** Seite 113
Aufregung, Schreckhaftigkeit, Vorahnungen	**Herzrasen, inneres Zittern und Unruhe, Hitzegefühl am Rücken**	↓abends, nachts, emotionale Ereignisse ↑kurze Ruhepausen	neigt zu spontanem Nasenbluten und Hauteinblutungen, „blaue Flecken“	eher schlanker, nervöser Mensch, braucht immer wieder Ruhephasen	**Phosphorus D 12 2-mal tägl. 5 Glob.** Seite 137
Infekte, Magen-Darm-Beschwerden	**immer wieder bohrende, drückende, stechende Herzschmerzen**	↓Liegen auf der linken Seite, nachts, Wärme ↑Ruhe	Herzklopfen bei der geringsten Anstrengung, Gefühl, keine Luft zu bekommen	oft unruhiger Schlaf, Albträume, Nervosität	**Iberis amara D 6 3-mal tägl. 5 Glob.** Seite 129
Schilddrüsenfehlfunktion, Magen-Darm-Beschwerden	**anfallsweises Herzjagen, heftiges Herzklopfen, Druckgefühl in Brust und Hals**	↓Ruhe	aufgetriebener Leib, Blähungen, Neigung zu Durchfall, Bauchkrämpfe	Zusammenhang zwischen Herzbeschwerden und Darmstörungen	**Leonorus cardiaca D 6 3-mal tägl. 5 Glob.** Seite 131
Zustand nach Herzinfarkt, Blutgefäßverengung, Angina pectoris	**immer wieder Druckgefühl auf der Brust mit ziehenden, krampfartigen Schmerzen**	↓Wetterumschwung	ausgeprägte Wetterfühligkeit mit Beeinträchtigung des Allgemeinbefindens	zur Begleitbehandlung schulmedizinischer Herztherapie, auch bei Koronar-Stent	**Myrtillocactus D 2 3-mal tägl. 1 Tabl.** Seite 134

Durchblutungsstörungen

→ Unruhige Beine, Polyneuropathie S. 91

wo oder warum	was	wie	wie noch	außerdem	MITTEL
körperliche Überanstrengung, Bluthochdruck, Folgen von Schlaganfall	**hochrotes Gesicht, häufig Kopfschmerzen, kalte Hände, Zerschlagenheitsgefühl**	↓Berührung, Bewegung ↑Ruhe	Hitzegefühl mit Blutandrang zum Kopf, wie benommen, „geplatztes Äderchen“ im Auge	Folgen von Schlaganfall mit Lähmungserscheinungen (Sprechen, Bewegen)	**Arnica D 6 3-mal tägl. 5 Glob.** Seite 116
Finger, Zehen, Beine: emotionale Ereignisse, Überanstrengung	**Schmerzen, Kältegefühl, Kribbeln, lähmungsartige Schwäche, Muskelkrämpfe**	↓geringste Anstrengung und Bewegung ↑frische Luft	Sehstörungen, Ohrensausen, Schwindel, Herzjagen mit ängstlicher Unruhe	neigt zu akuter Kreislaufschwäche mit extremer Übelkeit, Angina-pectoris-Beschwerden	**Tabacum D 6 3-mal tägl. 5 Glob.** Seite 143
Beine, insbesondere Unterschenkel und Zehen: Folgen von Tabakkonsum	**stechende Schmerzen in den Beinen, auch nach kurzer Wegstrecke**	↓Kälte	immer wieder Druckgefühl auf der Brust und Herzenge, Magendrücken mit Aufstoßen	bewährt bei unruhigen Beinen mit Kribbeln	**Espeletia D 6 3-mal tägl. 5 Glob.** Seite 125
Finger und Zehen: durchgemachte Erkrankungen, Kälteschaden (Erfrierung)	**Kältegefühl an Fingern und Zehen, wie erfroren, bläulich-rötliche Hautverfärbung**	↓Wärme	körperliche Schwäche nach durchgemachter Erkrankung, Abmagerung trotz Appetit	bewährt bei Frostbeulen, Erfrierungen sowie bei Mikroangiopathie (Diabetes)	**Abrotanum D 3 3-mal tägl. 5 Glob. (auch als Salbe)** Seite 112
Finger, Zehen, Unterschenkel: Ernährungsfehler (Essen, Alkohol, Tabak)	**starke Schmerzen mit bläulich-weißer Hautverfärbung, Kribbeln, Brennen**	↓Bewegung, Berührung, Wärme	Kopfschmerzen mit Schwindel, Muskelkrämpfe auch in Fingern und Zehen, Taubheitsgefühl	bewährt bei Hautschäden infolge von Durchblutungsstörungen, Raynaud-Syndrom	**Secale cornutum D 6 3-mal tägl. 5 Glob.** Seite 141

Venenschwäche („Besenreiser“), Krampfadern, Thromboserisiko

→ Venenentzündung, *S. 55*

wo oder warum	was	wie	wie noch	außerdem	MITTEL
Bindegewebsschwäche	**geschwollene Beine mit Schwere- und Spannungsgefühl, gestaute Krampfadern**	↓Sitzen, Stehen ↑Bewegung	neigt zu Wasseransammlungen an den Knöcheln und zu Lymphschwellungen	bei Thromboserisiko sowie Lymphschwellungen, z. B. nach Operationen	**Sabdariffa D 6 3-mal tägl. 5 Glob. (auch als Salbe)** Seite 140
Venenschwäche, Hämorrhoiden, Schwangerschaft, mangelnde Bewegung	**Spannungs- und Schweregefühl der Beine (durch langes Stehen oder Sitzen)**	↓morgens, mangelnde Bewegung, Wärme ↑Kälte, frische Luft	Kreuz- und Rückenbeschwerden, Verstopfung mit Hämorrhoiden	bewährt bei beginnenden Krampfadern („Besenreiser“)	**Aesculus D 6 3-mal tägl. 5 Glob.** Seite 113
Venenschwäche, hormonelle Störungen, Schwangerschaft	**Venen gestaut, Schwellung der Beine, Krampfadern mit Entzündungsneigung**	↓nachts, warme Zimmerluft, fettes Essen, Periodenblutung ↑frische Luft	auffallender Wechsel der Beschwerden sowohl körperlicher wie seelischer Art	launische, weinerliche Stimmung, möchte nicht alleine sein, friert beständig	**Pulsatilla D 12 2-mal tägl. 5 Glob.** Seite 138
Venenschwäche mit Entzündungsneigung, hormonelle Störungen, Klimakterium	**dunkelblaue oder bläulichrote Venenfärbung bei Krampfadern, Entzündungen**	↓morgens, nach dem Schlaf, durch Wärme ↑kalte Anwendungen	Beschwerden häufig linksseitig, kann nichts Enges ertragen, Schweißausbrüche	oft emotionale Reaktion (Eifersucht, Misstrauen), ist sehr mitteilsam und redefreudig	**Lachesis D 12 2-mal tägl. 5 Glob.** Seite 131
Venen- und Bindegewebsschwäche mit Krampfadern, Leberleiden, Klimakterium	**gestaute Venen, kalte, schweißige Füße, neigt zu offenem Bein**	↓Kälte, Nässe, Wetterwechsel ↑Bewegung, körperliche Tätigkeit	Unterleibsbeschwerden mit Senkungsgefühl, Blasenentzündungen	fühlt sich erschöpft, gleichgültig gegenüber der Familie, Distanz zum Partner	**Sepia D 12 2-mal tägl. 5 Glob.** Seite 141

Venenentzündung, Venenoperation

wo oder warum	was	wie	wie noch	außerdem	MITTEL
Verletzung wie Stoß, Schlag, Sturz	**Zerschlagenheitsgefühl, blaurot gestauter, schmerzhafter Venenstrang**	↓Berührung, Bewegung ↑Ruhe	ausgeprägte Krampfadern mit Neigung zu Beingeschwüren (offenes Bein)	unruhiger, kräftig-muskulöser Mensch, Bluthochdruck, Durchblutungsstörungen	**Arnica* D 6 3-mal tägl. 5 Glob.** Seite 116
körperliche Belastung, Schwangerschaft, Infusionstherapie	**Wundheits- und Zerschlagenheitsgefühl, dunkelbläuliche Venenzeichnung**	↓Berührung, Druck, Erschütterung	gestaute Venen mit Wasseransammlung im Knöchelbereich, Venenentzündungen	neigt zu Venenschwäche und Hämorrhoiden mit dunkelroter Blutung, Thromboserisiko	**Hamamelis* D 6 3-mal tägl. 5 Glob.** Seite 127
hochakute Entzündung	**Vene zum Platzen gespannt, dunkle Verfärbung, Krankheitsgefühl**	↓Berührung, Druck, Herunterhängenlassen	Kreislaufbeschwerden mit ängstlicher Unruhe, kühle Haut mit Schweißausbruch	zur Begleitbehandlung medizinischer Maßnahmen bei Entzündung und Thrombose	**Vipera berus* D 12 2-mal tägl. 5 Glob.** Seite 145 ARZT!
Operation und frühere Verletzung mit Narbenbildung, nach Venenstripping	**Schwere- und Hitzegefühl in den Beinen mit Schwellung, häufige Entzündungen**	↓feucht-heißes Wetter, Kälte, Wetterwechsel ↑Wärme	weicher Zahnschmelz, Zahnfleischentzündung, Nagelprobleme, Haarausfall	Kräftigung von Bindegewebe, Heilung von Narbengewebe, Knochenaufbau	**Calcium fluoratum D 12 2-mal tägl. 5 Glob.** Seite 119
Operation, abklingende Entzündung, Narben, Venenstripping	**berührungsempfindlich, Entzündungen klingen schlecht ab, Narbenschmerzen**	↓Kälte, Winterzeit, Periodenblutung	eiskalte, schweißige Füße, Fußpilz, rissige Haut, unschöne Nägel	oft unentschlossen, Leistungsschwäche, Erkältungs- und Entzündungsneigung	**Silicea D 12 2-mal tägl. 5 Glob.** Seite 141

** Akutdosierung: am 1. und 2. Tag 4- bis 5-mal einnehmen*

Bauchraum

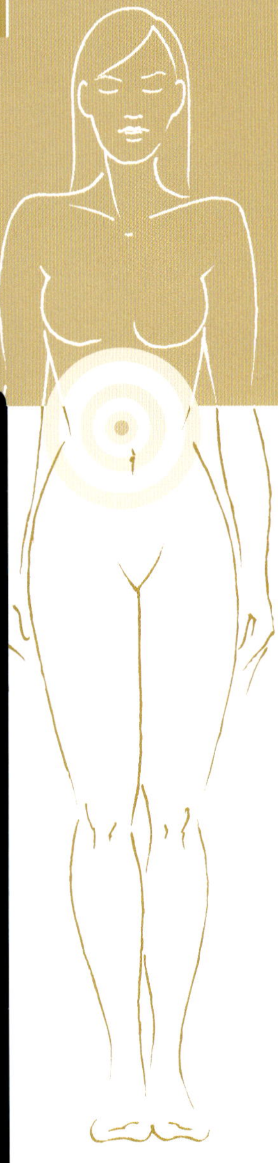

Bauchschmerzen zählen neben Erkältungen zu den häufigsten Beschwerden. Sie können durch Viren und Bakterien ausgelöst werden, aber auch durch Stress oder seelische Belastungen. Für einen schnelleren Zugriff wurde der Beschwerdebereich nach übergeordneten Gebieten wie Magen und Darm sowie Leber, Galle und Stoffwechsel aufgeteilt.

Magen und Darm

Zu den häufigsten Beschwerden in diesem Bereich zählen Verdauungsstörungen wie **Durchfall** und **Verstopfung**, aber auch **Reizdarm**, Magenbeschwerden wie **Übelkeit** und **Erbrechen**, **Appetitlosigkeit, saures Aufstoßen, Sodbrennen** sowie **Magen-Darm-Infekt** und **Hämorrhoiden**.
Bestehen Ihre Beschwerden schon seit längerer Zeit und wurden diese bereits medizinisch abgeklärt, dann können Sie das sorgfältig ausgewählte homöopathische Mittel z. B. gegen **Blähungen, Völlegefühl** oder bei **Magenbeschwerden** bedenkenlos anwenden. Erfahrungsgemäß wird Ihr Körper allerdings einige Zeit benötigen, bis sich die Probleme gelegt haben. Das gilt auch für eine anhaltende **Verstopfung** (wichtig: genügend trinken und für ausreichende Bewegung sorgen!).
Bei akuter Magenverstimmung mit Übelkeit und Erbrechen sollten Sie bereits bei den ersten Anzeichen mit der Einnahme Ihres individuellen Mittels beginnen. Das Gleiche gilt bei einem Magen-Darm-Infekt mit Erbrechen und Durchfall.
Beim Auftreten von Blut im Stuhl oder blutigem Erbrechen müssen Sie unbedingt medizinischen Rat einholen; nach entsprechender Abklärung wird die Homöopathie Ihnen auch in diesem Fall eine große Hilfe sein. Das trifft auch auf Hämorrhoiden und schmerzhafte Einrisse am After (**Analfissuren**) zu, die oft durch eine Salbenbehandlung allein nicht dauerhaft ausheilen.

Galle und Leber

Beschwerden der Gallenblase sowie der Gallengänge können vielfältige Ursachen haben, meist sind die Gänge durch Gries oder Steine verlegt. Dies wiederum kann zu einer akuten Entzündung führen, die medizinisch behandelt werden muss. Zur Selbstbehandlung geeignet ist dagegen die

Nachbehandlung einer schulmedizinischen Therapie, etwa um erneute Entzündungen zu vermeiden. Aber auch nach operativer Entfernung der Gallenblase kann es zu „Verdauungsbeschwerden" kommen, die Sie wirkungsvoll mit der Homöopathie therapieren können.

Die Leber als wichtiges Entgiftungs- und Ausscheidungsorgan kann zur Unterstützung ihrer Tätigkeit wie auch zur Regeneration homöopathisch behandelt werden. **Leberleiden** sind oft mit einer deutlichen Einschränkung der Leistungsfähigkeit verbunden. Hier trägt die Homöopathie zu einer spürbaren Verbesserung des allgemeinen Befindens bei.

Stoffwechselstörungen

Dazu zählen **erhöhte Harnsäure-, Blutfett- und Blutzuckerwerte.**

Stoffwechselstörungen haben in den letzten Jahren immer mehr zugenommen. Das hat sicher auch mit unseren Lebens- und Ernährungsgewohnheiten zu tun. Deshalb finden Sie hier einige wichtige Mittel. Bitte beachten Sie, dass eine homöopathische Behandlung den Besuch beim Arzt nicht ersetzt. Sie können jedoch die medizinische Therapie mit Hilfe der Homöopathie unterstützen und begleiten. Zusätzlich kann es im Einzelfall sinnvoll sein, über eine Umstellung Ihrer Ernährungsgewohnheiten nachzudenken. Auch hier wird Sie Ihr homöopathisch versierter Arzt, Heilpraktiker oder Apotheker individuell beraten.

In diesem Kapitel

Appetitlosigkeit

→ seelische Verstimmung, *S. 23*

wo oder warum	was	wie	wie noch	außerdem	MITTEL
nach schwerer Erkrankung, nach körperlicher Verausgabung	**großes Durstgefühl bei mangelndem Appetit, lustlos, hat keinen Schwung**	↓abends	phasenweise (Heiß-)Hunger am Vormittag auf Süßes, Blähungen	neigt zu Untergewicht, bewährt bei Essstörungen	**Medicago sativa (Alfalfa) D 3 3-mal tägl. 5 Glob.** Seite 133
nach Operation oder Entbindung mit Blutverlust, nach schwerem Brechdurchfall	**anhaltender Schwächezustand, Schweißausbrüche bei Belastung, Schwindel**	↓nachts, Kälte und Nässe ↑Wärme	Ruhe, Schlaf, Essen bringen keine Besserung, aufgetriebener Leib	Schwächezustand mit mangelnder körperlicher und seelischer Belastungsfähigkeit	**China D 6 3-mal tägl. 5 Glob.** Seite 121
Überanstrengung, Wachstum (auch: nach Operation oder Entbindung mit Blutverlust, nach schwerem Brechdurchfall)	**kein Appetit, Kopfweh, Schwindelgefühl, Durchfall, mangelnde Widerstandskraft**	↓nachts, Wärme, Ruhe ↑langsame Bewegung,	wechselnde Gesichtsfarbe von rot nach blass, nicht leistungsfähig, rasch erschöpft	neigt zu Eisenmangel, starke Periodenblutung, nervös gereizte Stimmungslage	**Ferrum metallicum D 12 2-mal tägl. 5 Glob.** Seite 126
Überanstrengung, nach Erkrankung, emotionale Ereignisse, Kummer, Sorgen (auch: akute emotionale Ereignisse)	**Schwäche, ohne Appetit, saures Aufstoßen, Durchfallneigung, Blähungen**	↓Licht, Lärm, Kälte ↑Wärme	schlechte Konzentration, wie benommen, Schwindel, Schwarzwerden vor Augen	fühlt sich wie ausgelaugt, kommt nicht in die Gänge, großes Ruhe- und Schlafbedürfnis	**Acidum phosphoricum D 12 2-mal tägl. 5 Glob.** Seite 112
akute emotionale Ereignisse (auch: Überanstrengung, nach Erkrankung, emotionale Ereignisse, Kummer, Sorgen)	**bringt keinen Bissen herunter, Kloßgefühl, Hals wie zugeschnürt**	↓Berührung, Genussmittel, Emotionen	Magenbeschwerden mit Bauchkrämpfen, Kopfschmerzen wie durch einen Nagel	Stimmungsschwankungen, häufiges Seufzen, zu Tränen gerührt	**Ignatia D 12 2-mal tägl. 5 Glob.** Seite 129

Blähungen, Völlegefühl, Verdauungsstörungen, Reizdarmsyndrom

wo oder warum	was	wie	wie noch	außerdem	MITTEL
Nahrungsmittelunverträglichkeit, nach Antibiotika, verdorbene Speisen, auf Reisen	**Durchfälle und Verstopfung, andauernde Blähungen, Aufstoßen mit Übelkeit**	↓Nikotingenuss ↑Nahrungsverzicht	anhaltende Appetitlosigkeit, Müdigkeit, allgemeine Leistungsschwäche	bewährt zur Sanierung der Darmflora, zur Entgiftung und Ausleitung von Schwermetallen	**Okoubaka D 3** **3-mal tägl.** **5 Glob.** Seite 135
durch allopathische Arzneimittel, ungesunde Ernährungs- und Lebensweise	**Übelkeit, Blähungen, Verstopfung, Völlegefühl, Spannungskopfschmerzen**	↓Kälte, morgens ↑Wärme	Verlangen nach Genussmitteln mit Magenschleimhautreizung und Geschwür	gehetzte Lebensweise, innere Anspannung, wirkt überarbeitet und gestresst	**Nux vomica D 12** **2-mal tägl.** **5 Glob.** Seite 135
emotionale Ereignisse, bevorstehende Ereignisse	**aufgetriebener Leib, verstärkt durch Süßes und Weißmehlbrot, hastiges Essen**	↓nachts, morgens, durch Wärme, in engen Räumen	Vorahnungen bewirken Durchfall, häufiges Wasserlassen	Ängstlichkeit, hektisches Verhalten, Angst vor großen Höhen, auf Brücken	**Argentum nitricum D 12** **2-mal tägl.** **5 Glob.** Seite 115
mangelnde Verdauung, orale Antidiabetika	**extrem übel riechende Blähungen mit lautem Aufstoßen, aufgetriebener Leib**	↓Sitzen, Stehen ↑Bewegung	schleimig durchfälliger Stuhl, auch als Folge eines Darminfekts	bewährt bei eitrig-entzündlichen Prozessen durch gestörte Darmflora	**Asa foetida D 6** **3-mal tägl.** **5 Glob.** Seite 116
mangelnde Verdauung, Leberfunktionsstörung, Divertikulose	**trotz großen Hungergefühls rasch gesättigt, nach wenigen Bissen aufgetriebener Leib**	↓spätnachmittags, Wärme, Schwüle ↑frische Luft, Kühle	starke Blähungen, erträgt keine enge Kleidung, bevorzugt süße und warme Speisen	Vergesslichkeit, oft impulsiv gegenüber Untergebenen, duldet keinen Widerspruch	**Lycopodium D 12** **2-mal tägl.** **5 Glob-** Seite 132

Magenbeschwerden, Sodbrennen, Reizmagensyndrom

wo oder warum	was	wie	wie noch	außerdem	MITTEL
emotionale Ereignisse (Aufregung, Wut, Ärger), Überanstrengung	**krampfartige Magenschmerzen, Leeregefühl, muss unbedingt etwas essen**	↓Emotionen, Überanstrengung ↑nachmittags, abends, durch Essen	Magengeschwüre, Verstopfung wie mit einem Pflock, bläschenartiger Ausschlag	der Situation oft nicht angepasstes, aufbrausendes Verhalten, reagiert verletzend	**Anacardium D 12 2-mal tägl. 5 Glob.** Seite 114
emotionale Ereignisse (Aufregung, Ärger), Reizmittel (Kaffee, Nikotin)	**anfallsartige, krampfartige Magenschmerzen werden als unerträglich empfunden**	↓Aufregung, Stress, nachts ↑lokale Wärme	Aufstoßen, saures Erbrechen, grün-schleimiger Durchfall nach faulen Eiern riechend	ärgerliche, gereizte Stimmung, fühlt sich gestresst	**Chamomilla D 12 2-mal tägl. 5 Glob.** Seite 121
emotionale Ereignisse (Aufregung, Entrüstung, Demütigung)	**kolikartige Magen- und Bauchschmerzen, muss sich zusammenkrümmen**	↓nachmittags, nachts, Essen, Trinken ↑Wärme, Zusammenkrümmen	Blähungskolik mit Durchfall, bewährt bei Krämpfen an Gallenblase, Darm, Nieren	selbst Kleinigkeiten bringen einen aus der Fassung, reagiert mit Wutanfall	**Colocynthis D 12 2-mal tägl. 5 Glob.** Seite 123
emotionale Ereignisse (Kummer), ungesunde Ernährung	**Aufstoßen, Übelkeit mit Würgereiz, Magenkrämpfe**	↓nach dem Essen ↑kalte Getränke, Rückwärtsbeugen	Magenschmerzen abwechselnd mit Kopfschmerzen, Rückenbeschwerden	Bauchschmerzen mit stinkenden Durchfällen	**Bismutum subnitricum D 6 3-mal tägl. 1 Tabl.** Seite 118
Reizmittel (Nikotin), ungesunde Ernährung, Schwangerschaft	**Sodbrennen, ständig saures Aufstoßen mit Magensäure im Mund, Zähne wie stumpf**	↓Essen, fette Speisen	säuerlich riechender Stuhlgang, oft Stirnkopfschmerzen	der ganze Mensch fühlt sich sauer, Sodbrennen in der Schwangerschaft	**Robinia pseudacacia D 6 3-mal tägl. 5 Glob.** Seite 139

Übelkeit, Erbrechen, Magenverstimmung

→ Durchfall, Magen-Darm-Infekt, *S. 62*

wo oder warum	was	wie	wie noch	außerdem	MITTEL
allopathische Arzneimittel, ungesunde Ernährungs- und Lebensweise	**Kopfschmerzen (Kater-)Übelkeit, Brechreiz, morgendliches Würgen und Erbrechen**	↓Kälte, morgens ↑Wärme	gehetzte Lebensweise, Anspannung, gestresst, Verlangen nach Genussmitteln	bewährt bei Übelkeit durch Chemotherapie und Bestrahlung, bei Narkosefolgen	**Nux vomica* D 6 3-mal tägl. 5 Glob.** Seite 135
Ernährungsfehler (fette Speisen, Eisessen, Durcheinanderessen)	**pappiger Mund, Aufstoßen, Erbrechen längere Zeit nach dem Essen**	↓nachts, warme Zimmerluft, fettes Essen, Periodenblutung ↑frische Luft	neigt zu Verdauungsbeschwerden auf Fettes und Kaltes	launische weinerliche Stimmung, möchte nicht alleine sein, verlangt nach Wärme	**Pulsatilla* D 6 3-mal tägl. 5 Glob.** Seite 138
Ernährungsfehler (Durcheinanderessen, Fette, saure Speisen, Wein)	**überladener Magen, häufiges Erbrechen ohne Besserung, dick-weiß belegte Zunge**	↓saure Speisen, Wein, Temperaturextreme ↑Ruhe	bläschenartiger Hautausschlag, dicke Schwielen- und Hornhautbildung mit Rissen	neigt zu Übergewicht und Stoffwechselstörungen, meist mürrisch, launische Stimmung	**Antimonium crudum* D 12 2-mal tägl. 5 Glob.** Seite 115
Infekt, Überarbeitung, Schlafmangel, Ernährungsfehler, Schwangerschaft	**Ekel vor Fleisch, Fisch, wellenartige Übelkeit, Brechreiz bei Bewegung**	↓Aufregung, Anstrengung, Nässe, Kälte ↑Wärme, Ruhe	Kollapsneigung, kalter Schweiß, Bauchkrämpfe, schleimiger, übel riechender Durchfall	deutliche Verschlechterung im Herbst, bewährt bei Schwangerschaftsübelkeit	**Colchicum* D 12 2-mal tägl. 5 Glob.** Seite 123
Ernährungsfehler, Leberleiden, Schwangerschaft, hormonelle Störung	**Nüchternübelkeit, Ekel vor Speisegerüchen, Verlangen nach Saurem**	↓Kälte, Nässe, Wetterwechsel ↑Bewegung, körperliche Tätigkeit	Unterleibsbeschwerden mit Senkungsgefühl, Blasenentzündungen	erschöpft, überfordert, geht auf Distanz; bei Schwangerschaftsübelkeit	**Sepia* D 12 2-mal tägl. 5 Glob.** Seite 141

** Akutdosierung: am 1. und 2. Tag 4- bis 5-mal einnehmen*

Durchfall, Magen-Darm-Infekt

→ Übelkeit, Erbrechen, Magenverstimmung, *S. 61*

wo oder warum	was	wie	wie noch	außerdem	MITTEL
Nahrungsmittelunverträglichkeit, nach Antibiotika, verdorbene Speisen, auf Reisen	**akuter Durchfall gefolgt von Blähungen und Verstopfung, Aufstoßen mit Übelkeit**	↓Emotionen, Überanstrengung ↑Nachmittags, abends, durch Essen	anhaltende Appetitlosigkeit, Müdigkeit, allgemeine Leistungsschwäche	bewährt bei Reisedurchfall, zur Vorbeugung auf Reisen, zur Sanierung der Darmflora	**Okoubaka* D 3 3-mal tägl. 5 Glob.** Seite 135
verdorbene Speisen (Fisch, Fleisch)	**Durchfälle wie Wasser, extreme Brennschmerzen am After, fühlt sich sterbenselend**	↓um Mitternacht, Kälte ↑Wärme, warme Getränke	starkes Durstgefühl, Speisengerüche rufen Ekel hervor, Durchfallneigung	innere Unruhe mit Angstgefühl, auch um die Gesundheit, Gewichtsabnahme	**Arsenicum album* D 12 3-mal tägl. 5 Glob** Seite 116
emotionale Ereignisse, Infekte, verdorbene Speisen	**Erbrechen, wässrige Durchfälle, Bauchkrämpfe, akute Kreislaufschwäche**	↓Anstrengung, Aufregung ↑kalte Getränke, Liegen	blass, kalter Schweißausbruch, Ohnmachtsneigung, große Erschöpfung	bewährt bei Erbrechen und Durchfällen, vor allem im Sommer, Elendigkeitsgefühl	**Veratrum album D 6 alle paar Minuten 3 Tropfen auf die Zunge** Seite 144
emotionale Ereignisse (Ärger, Aufregung), Kaffee, Zahnen	**Darmkrämpfe mit gelblich-grünem Durchfall, wunder After**	↓Aufregung, Kaffee, Wärme, nachts ↑lokale Wärme	aufgetriebener Leib, stinkende, schmerzende Blähungen, sehr schmerzempfindlich	ärgerliche, gereizte Stimmung, Ungeduld, Zahnungsdurchfälle	**Chamomilla* D 6 3-mal tägl. 5 Glob.** Seite 121
Infekt, chronische Entzündung, Nebenwirkung allopathischer Arzneimittel	**Gefühl von Blähungen, jedoch Abgang von durchfälligem, übel riechendem Stuhl**	↓morgens, Wärme ↑Kälte	Stuhlgang kann nicht gehalten werden, aufgetriebener Leib mit Gurgeln	bewährt zur unterstützenden Behandlung von entzündlichen Darmerkrankungen (M. Crohn)	**Aloe D 6 3-mal tägl. 5 Glob.** Seite 114

** Akutdosierung: am 1. und 2. Tag 4- bis 5-mal einnehmen*

Verstopfung

→ Blähungen, Völlegefühl, Verdauungsstörungen, Reizdarmsyndrom, *S. 59*

wo oder warum	was	wie	wie noch	außerdem	MITTEL
Ernährungsfehler, mangelnde Flüssigkeitszufuhr, Infekt	**harter, trockener, schwer gehender Stuhlgang, Schmerzen am After**	↓morgens, nach dem Essen ↑Wärme, frische Luft	trockene Mundschleimhäute, Heißhunger, Magendrücken, rissige Haut mit Ekzemneigung	eher schlanke Menschen, innere Unruhe, allgemeines Schwächegefühl	**Alumina D 12 2-mal tägl. 5 Glob.** Seite 114
Schilddrüsenunterfunktion, Stoffwechselstörungen, Ernährungsfehler	**kein Stuhldrang, knotiger Stuhl mit Schleim, Einrisse am After, Hämorrhoiden**	↓nach dem Schlaf, Periodenblutung ↑frische Luft	neigt zu Hautausschlägen mit gelblicher, übel riechender Absonderung	neigt zu Übergewicht, gedrückte Stimmungslage, die tägliche Arbeit geht langsam voran	**Graphites D 12 2-mal tägl. 5 Glob.** Seite 127
allopathische Arzneimittel, ungesunde Lebensweise, sitzende Tätigkeit	**anhaltender Stuhldrang, verstopft, Blähungen, Hämorrhoiden**	↓Kälte, morgens ↑Wärme	gehetzte Lebensweise, innere Anspannung, morgendliches Würgen und Erbrechen	wirkt überarbeitet und gestresst, bewährt bei ständigem Abführmittelgebrauch	**Nux vomica D 6 3-mal tägl. 5 Glob.** Seite 135
Ärger, Schreck, Scham, nach ständigen Schmerzen beim Stuhlgang, Narkose	**Darm wie gelähmt, tagelang kein Stuhlgang, aufgetriebener Leib, Bauchkrämpfe**	↓nach dem Schlaf, Wärme ↑Abkühlung	Darmträgheit, verstärkt durch emotionale Einflüsse, auch unfreiwilliger Harnabgang	bewährt bei Säuglingen und Kleinkindern sowie Verstopfung infolge von Bettlägerigkeit	**Opium D 12 2-mal tägl. 5 Glob.** Seite 135
Aufregung, Schwangerschaft	**Gefühl wie Holzsplitter im After, blutende Hämorrhoiden, kleinknolliger Stuhl**	↓Aufregung, Kälte ↑warme Anwendungen	Verstopfung wechselt mit breiigen Stühlen, Brennen am After, Bauchkrämpfe	besonders bewährt bei Verstopfung in der Schwangerschaft	**Collinsonia D 6 3-mal tägl. 5 Glob.** Seite 123

Hämorrhoiden, Analfissuren

→ **Verstopfung** *S. 63*

wo oder warum	was	wie	wie noch	außerdem	MITTEL
Hautentzündung am After, Analfissur	**Nässen am After, Juckreiz, splitterartiger, brennender Hämorrhoidalschmerz**	↓Berührung	neigt zu Durchfällen mit Schwächegefühl	schlecht heilende Hautstellen (Fußrücken, Fußsohle, Zehen, Steißbein), Wundliegen	**Paeonia D 6 3-mal tägl. 5 Glob.** Seite 136
Hautentzündungen, Darmschleimhautentzündungen	**nach hartem Stuhlgang lang anhaltender Schmerz mit Blutung, Hämorrhoiden**	↓abends, nachts, durch Nässe, Wetterwechsel	eingerissene, wunde Mundwinkel, rissige Lippen, Mundgeruch, Speichelfluss	allgemeine Schwäche, Schleimhautgeschwüre im Magen und Darm	**Acidum nitricum D 12 2-mal tägl. 5 Glob.** Seite 112
anhaltende Verstopfung, Analfissur, nach chirurgischer Hämorrhoidenbehandlung	**schmerzhafte, bläuliche, leicht blutende Hämorrhoiden**	↓Berührung, feuchte Wärme	entzündlich gereizte Hämorrhoiden, Wundschmerz am After	neigt zu Krampfadern, Venenentzündungen, bei Analvenenthrombose	**Hamamelis D 6 3-mal tägl. 5 Glob.** Seite 127
Venenschwäche, Hämorrhoiden, Schwangerschaft, mangelnde Bewegung	**dunkelrote Hämorrhoidalknoten, Fremdkörpergefühl im After, Verstopfung**	↓morgens, mangelnde Bewegung, Wärme ↑Kälte, frische Luft	Spannungs- und Schweregefühl der Beine, Besenreiser, Rückenbeschwerden	bewährt bei schwangerschaftsbedingten Venen- und Wirbelsäulenbeschwerden	**Aesculus D 6 3-mal tägl. 5 Glob.** Seite 113
Entzündung innerer und äußerer Hämorrhoiden	**schmerzhafte, auch hervortretende Hämorrhoiden, blutend, Schmerzen im After**	↓Sitzen, harter Stuhlgang	neigt zu hartem Stuhlgang, gestörte Darmflora	bewährt bei häufigen Mundschleimhaut- und Zahnfleischentzündungen	**Myrrhis odorata D 4 3-mal tägl. 5 Glob.** Seite 134

Gallenbeschwerden

wo oder warum	was	wie	wie noch	außerdem	MITTEL
seelische Ereignisse (Ärger, Aufregung): „die Galle läuft über“	**galliges Erbrechen, Bewegung verstärkt die stechenden Oberbauchschmerzen**	↓Bewegung, Berührung ↑Ruhe, kalte Getränke	trockener, harter Stuhlgang, stechende Kopf- und Muskelschmerzen	möchte in Ruhe gelassen werden, Rechtsseitigkeit der Beschwerden	**Bryonia D 6 3-mal tägl. 5 Glob.** Seite 118
Wechseljahre, mangelnde Verdauung	**aufgeblähter Leib, harter Stuhlgang, Magen druckempfindlich, Afterschmerz**	↓nach 24 Uhr, schwüles Wetter, Fettes, Genussmittel ↑Rückwärtsbeugen	Kopfschmerzen mit Ohrensausen, pelziges Gefühl im Mund, Geruchsempfindlichkeit	nervöse Gereiztheit, niedergeschlagene Stimmung, Tagesmüdigkeit	**Mandragora D 6 3-mal tägl. 5 Glob.** Seite 133
mangelnde Verdauung, Schwangerschaft, Wetterwechsel	**Schmerzen im rechten Oberbauch, Schmerzen unterhalb des rechten Schulterblatts**	↓Bewegung, kaltes Wetter ↑Wärme, warme Getränke	neigt zu depressiver Verstimmung, gelblich belegte Zunge, heller, gelblicher Stuhlgang	beugt der Gallensteinbildung vor, regt die Gallenfunktion an	**Chelidonium D 12 2-mal tägl. 5 Glob.** Seite 121
Steinbildung (Gallenblase, Nieren)	**Schmerzen im rechten Oberbauch, Magendrücken, Übelkeit, galliges Aufstoßen**	↓Bewegung, Erschütterung, langes Stehen ↑Absonderungen	rascher Wechsel der Beschwerden wie Heißhunger, Appetitlosigkeit, Durchfall, Verstopfung	wirkt entgiftend über Anregung von Gallenwegen, Leber und Nieren	**Berberis vulgaris D 6 3-mal tägl. 5 Glob.** Seite 117
Gallenblasenentfernung	**anhaltende Beschwerden nach Entfernung der Gallenblase**	↓kalte Getränke, Liegen auf der rechten Seite ↑Bauchlage	große Schmerzempfindlichkeit gegen Berührung im Bauchbereich	Elendigkeitsgefühl, Schwächezustand	**Leptandra D 6 3-mal tägl. 5 Glob.** Seite 132

Leberleiden

wo oder warum	was	wie	wie noch	außerdem	MITTEL
infektbedingte Entzündung, falsche Ernährung (Alkohol, fette Speisen)	**Brechreiz, Bauchschmerzen, hellgrauer, harter Stuhlgang, Hämorrhoiden**	↓Bewegung, Druck, feucht-warmes Wetter ↑Ruhe, warme Umschläge	gedrückte Stimmung, Zunge zeigt Zahneindrücke, rechtsseitige Muskelschmerzen	bewährt zur Begleitbehandlung bei chemischen Arzneimitteln, die die Leber belasten	**Carduus marianus D 6 3-mal tägl. 5 Glob.** Seite 120
infektbedingte Entzündung, falsche Ernährung (Alkohol, fette Speisen)	**gräulich belegte, rotfleckige Zunge, Widerwillen gegen Fettes, Speichelfluss**	↓Sitzen, Ruhe ↑Berührung, Bewegung, im Freien	stechende, dumpfe Kopf-, Muskel- und Gelenkschmerzen, reichlich Urin	bewährt zur Begleit- und Nachbehandlung akuter Leberentzündungen	**Taraxacum D 6 3-mal tägl. 5 Glob.** Seite 144
nach infektbedingten Entzündungen, Schilddrüsenleiden, Hauterkrankungen	**Sodbrennen, gelblich gefärbter Stuhlgang, Durchfall, Hautjucken, Hautausschlag**	↓Bewegung	Muskelschmerzen im rechten Arm und Bein, Schilddrüsenfehlfunktion, Kropfbildung	bewährt bei anhaltenden Beschwerden nach Leberentzündung	**Flor de Piedra D 6 3-mal tägl. 5 Glob.** Seite 126
chronische Entzündung, Alkohol, fette Speisen, allopathische Arzneimittel	**Müdigkeit, ohne Appetit, Druckschmerzen im Oberbauch, Verstopfung**	↓Ruhe	Hautjucken, trockene Haut, trocken-rissige Hautausschläge	bewährt bei Krebspatienten während und nach einer Chemotherapie	**Picrorhiza D 6 3-mal tägl. 5 Glob.** Seite 137
chronische Entzündung, Leberfunktionsstörung bei Fettleber	**Schwächegefühl, Brennen im Magen, saurer Mundgeschmack**	↓abends, nachts, emotionale Ereignisse ↑kurze Ruhepausen	großer Durst, muss häufig Kleinigkeiten essen, schmerzlose wässrige Durchfälle	eher schlanker, nervöser Mensch, inneres Zittern und Unruhe, rasch erschöpft	**Phosphorus D 12 2-mal tägl. 5 Glob.** Seite 137

Stoffwechselstörungen (Harnsäure, Blutfette, Blutzucker)*

wo oder warum	was	wie	wie noch	außerdem	MITTEL**
Nieren, Leber	**erhöhte Harnsäurewerte**	bislang nicht bekannt	Neigung zu Gichtanfällen	immer wieder Gelenkschmerzen	**Perilla ocymoides D 3 3-mal tägl. 5 Glob.** Seite 136
Nieren, Leber	**erhöhte Cholesterin- und Leberwerte**	bislang nicht bekannt	weißlich belegte Zunge, Völlegefühl	stechende Gelenkschmerzen bei erhöhter Harnsäure	**Adlumia fungosa D 3 3-mal tägl. 5 Glob.** Seite 113
Leber	**erhöhte Cholesterinwerte**	bislang nicht bekannt	Blähungen, Verstopfung	Müdigkeit nach dem Essen	**Natrium choleinicum D 4 3-mal tägl. 1 Tabl.** Seite 134
Bauchspeicheldrüse	**erhöhte Blutzuckerwerte**	bislang nicht bekannt	Durstgefühl	neigt zu Übergewicht	**Datisca cannabina D 2 3-mal tägl. 1 Tabl.** Seite 124
Bauchspeicheldrüse	**erhöhte Blutzuckerwerte**	bislang nicht bekannt	Hitzegefühl am ganzen Körper	juckender Hautausschlag	**Syzygium jambolanum D 2 3-mal tägl. 5 Glob.** Seite 143

* *zur unterstützenden Begleitbehandlung der konventionellen Therapie, Modalitäten („wie") sind bei den Mitteln nicht bekannt*
** *jeweils drei Wochen lang, danach das Mittel je nach Stoffwechselstörung (Spalte 1) wechseln*

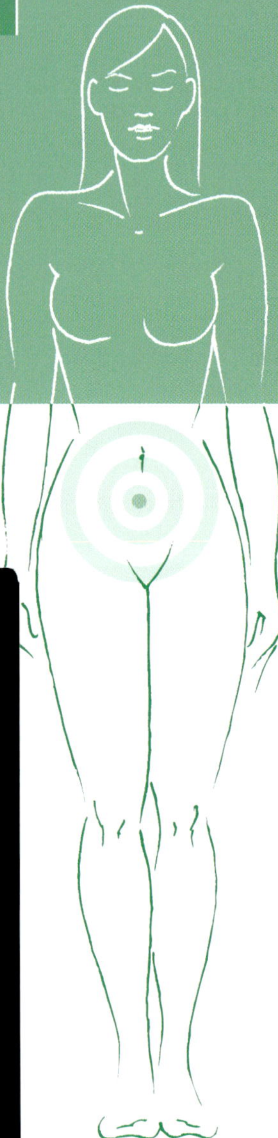

Unterleib

In diesem Kapitel geht es um Beschwerden im Bereich der Geschlechtsorgane und um Erkrankungen der ableitenden Harnwege. Harnwegsinfekte sind häufige und äußerst schmerzhafte Erkrankungen. Neben einer Durchspülungstherapie kann die Homöopathie Ihnen hier gute Dienste leisten. Das gilt auch für bestimmte Beschwerden der Geschlechtsorgane.

Harnwege und Blase

Zur Selbstbehandlung eignen sich **Blasen- und Harnwegsentzündungen, eine Reizblase sowie Harninkontinenz.** Sowohl bei einer akuten wie auch bei chronischer Blasen- und Harnwegsentzündung sollte das homöopathische Mittel unter Berücksichtigung des jeweiligen Auslösers bereits bei den ersten auftretenden Symptomen eingenommen werden. Auch wenn Ihnen eine Reizblase oder Harninkontinenz zu schaffen machen, lohnt sich die Behandlung mit Homöopathie. Je nach Ursache werden Sie zumindest eine spürbare Linderung der Beschwerden erreichen. Wurde bei Ihnen eine Reizblase festgestellt, dann denken Sie bitte auch einmal über Ihr Seelenleben nach. Vielleicht ist die Ursache für Ihr Problem dort zu finden. In diesem Fall lesen Sie auch im ersten Kapitel nach, denn seelische Ereignisse wie Kummer, Sorgen oder Ärger können zu solchen Beschwerden führen, wie sie bei einer Reizblase vorliegen. Bei Kindern, die nachts einnässen, was ja in gewisser Hinsicht mit einer Reizblase vergleichbar ist, spricht man vom „Weinen aus der Blase". Auch in diesem Fall ist die Ursache häufig im seelischen Bereich zu suchen. Ein möglicher Auslöser kann z. B. die Geburt eines Geschwisterchens sein.

Ein lästiges Problem vor allem bei Frauen, die bereits geboren haben, ist die Harninkontinenz. Nach Klärung der Ursachen kann die Homöopathie sehr erfolgreich sein, sofern keine Operation nötig ist. Für die betroffenen Leserinnen empfiehlt sich in diesem Zusammenhang in der Tabelle Wechseljahresbeschwerden (Seite 79) nachzulesen. Für die männlichen Leser gibt die Tabelle über Prostatabeschwerden (Seite 82) zusätzliche Mittelhinweise. Die nach einer Prostataoperation häufig auftretende Harninkontinenz kann ebenfalls homöopathisch gelindert werden.

Weibliche Geschlechtsorgane

Zu den häufigsten Frauenleiden zählen **Zyklusstörungen, prämenstruelles Syndrom (PMS), schmerzhafte Periodenblutung, Ausfluss** und **Wechseljahresbeschwerden.** Bei sämtlichen Problemen in diesem Bereich sollten Sie unbedingt vor einer Selbstbehandlung medizinischen Rat einholen. Die Homöopathie wirkt regulativ, sie kann aber eine eventuell notwendige Hormontherapie nicht „ersetzen". Eine ausbleibende Monatsblutung sowie auch Zyklusstörungen müssen diagnostisch abgeklärt sein, bevor Sie mit der Selbstbehandlung beginnen. Im Übrigen ist die Homöopathie auch geeignet, bei **unerfülltem Kinderwunsch** die Empfängnisbereitschaft zu stimulieren. PMS wie auch schmerzhafte Blutungen können homöopathisch gut therapiert werden; oft verlieren sich die Beschwerden unter der Behandlung. Das Gleiche gilt für die Therapie der **Vaginalmykose,** sprich eines Scheidenpilzes.

Männliche Geschlechtsorgane

In diesen Bereich gehören **Prostatabeschwerden, mangelnde sexuelle Erlebnisfähigkeit des Mannes** und **Impotenz.** Auch hier gilt: Bitte holen Sie zunächst medizinischen Rat ein, bevor Sie sich selbst behandeln, vor allem dann, wenn das Problem erstmals bei Ihnen auftritt. Und bedenken Sie, dass Sie selbst bei dem passenden Mittel keine Sofortwirkung erwarten dürfen.

In diesem Kapitel

Akute Blasen- und Harnwegsentzündung

wo oder warum	was	wie	wie noch	außerdem	MITTEL
Kälte, Zugluft, seelische Ereignisse (Schock, Schreck)	**plötzliches Brennen beim Wasserlassen, schneidende Schmerzen, Urin tröpfelnd**	↓Berührung, Kälte ↑Schweißausbruch	plötzlicher Krankheitsbeginn, auch mit Fieber, blasse, trockene Haut	beim Infekt im Anfangsstadium, auch bei (Klein-)Kindern Ängstlichkeit, innere Unruhe	**Aconitum* D 6 stündl. 5 Glob.** Seite 113
Überhitzung, Sonnenbestrahlung, feuchtkalte (Zug-)Luft	**brennende Schmerzen mit Unterleibskrämpfen, anhaltender Urindrang**	↓Berührung, Geräusche, Licht	plötzlich auftretendes Fieber, hochrotes, heißes Gesicht, klopfende Kopfschmerzen	häufig Folgemittel von Aconitum, bei Fieber und Entzündungen, auch bei Kindern	**Belladonna* D 6 stündl. 5 Glob.** Seite 117
Anfälligkeit gegen Unterkühlung und Durchnässung, Jahreszeitenwechsel	**häufiges Wasserlassen in kleinen Mengen mit Schmerzen**	↓Kälte, Nässe ↑Wärme	auffallender Wechsel von Durchfall und Rheuma, Asthma mit Hautausschlag	hohe Infektanfälligkeit, schmerzende, harte Muskeln, Glieder wie zerschlagen	**Dulcamara D 6 3-mal tägl. 5 Glob.** Seite 124
Schwangerschaft, Infekt	**heftigste brennende Schmerzen in Blase und Harnröhre, nach dem Wasserlassen**	↓Berührung, Bewegung, kaltes Wasser, Kaffeetrinken ↑Wärme, Ruhe	Appetitlosigkeit mit Ekelgefühl vor Trinken und Rauchen	bewährt bei Brandblasen zur beschleunigten Abheilung	**Cantharis* D 6 3-mal tägl. 5 Glob.** Seite 119
anhaltende Entzündung, akute Infektion ARZT!	**in den gesamten Unterbauch ausstrahlende Schmerzen, ständiger Harndrang**	↓nachts, durch Berührung ↑kalte Getränke	übel riechende Schweiße nachts, Schwäche, Bläschen im Mundraum	bewährt zur Begleitbehandlung einer Antibiotikatherapie	**Mercurius sublimatus corrosivus D 12 3-mal tägl. 5 Glob.** Seite 133

** Akutdosierung: am 1. Tag stündlich einnehmen, am 2. Tag alle 2 Stunden, ab 3. Tag 3-mal täglich*

Wiederkehrende Blasen- und Harnwegsentzündung

wo oder warum	was	wie	wie noch	außerdem	MITTEL
abklingender Harnwegsinfekt, Infektneigung, Prostatabeschwerden	**häufiger Harndrang, Wasserlassen häufig nur im Stehen möglich**	↓feuchtes Wetter, Sitzen auf kalter Unterlage	Urin mit schleimiger Beimengung, anhaltender krankhafter Urinbefund	bewährt zur Nachbehandlung von immer wieder mit Antibiotika behandelten Infekten	**Chimaphila umbellata D 3 3-mal tägl. 1 Tabl.** Seite 121
abklingender Harnwegsinfekt, zur Nachbehandlung	**dunkler Urin, kaum Harndrang**	↓häufige Mahlzeiten	neigt zu Nierengrieß und -steinen, Druckschmerz im Nierenbereich	Anregung der Nierenfunktion, zur verstärkten Ausscheidung	**Solidago D 3 3-mal tägl. 5 Glob.** Seite 142
Harnwegsinfekte mit Nierenbeteiligung	**Schmerzen (auch Nieren), Wundheitsgefühl beim oder nach dem Wasserlassen**	↓Warmhalten des Nieren-Blasenbereichs	neigt zu chronifizierenden Harnwegsentzündungen mit Steinbildung	bewährt zur Ausheilung von Blasen- und Nierenbeckenentzündung	**Fabiana imbricata D 6 3-mal tägl. 5 Glob.** Seite 125
Hormonstörungen, Infekte, Schleimhautschwäche (Atemwege, Harnwege)	**häufiger Harndrang mit Schleim, unwillkürlicher Urinabgang z. B. beim Husten**	↓nachts, warme Zimmerluft, fettes Essen, kalte Füße, Periodenblutung	auffallender Wechsel der Beschwerden sowohl körperlicher wie seelischer Art	launische, weinerliche Stimmung, möchte nicht alleine sein, große Infektanfälligkeit	**Pulsatilla D 12 2-mal tägl. 5 Glob.** Seite 138
Infekte, Schleimhautschwäche (Atemwege, Harnwege)	**ständiger Harndrang, Gefühl, als ob Urintropfen in der Harnröhre bleiben**	↓Gewitter, Sturm, Nässe, Nebel	fettig-schweißige, unreine Haut mit Warzen, Gebärmutter-, Blasen- und Darmpolypen	ständig in Eile, hastig, viele Ideen, Angst um die Zukunft, fürchtet den Misserfolg	**Thuja D 12 2-mal tägl. 5 Glob.** Seite 144

Reizblase, Harninkontinenz

wo oder warum	was	wie	wie noch	außerdem	MITTEL
Blasenreizung, Blasenschwäche	**Gefühl der vollen Blase, Wasserlassen erleichtert nicht**	↓Kälte, langes Sitzen	unwillkürlicher Abgang von Harn und Stuhl	bewährt bei nächtlichem Einnässen der Kinder	**Equisetum D 6 3-mal tägl. 5 Glob.** Seite 125
Blasenreizung, Blasenschwäche	**plötzlich einsetzender Harndrang, kann kaum die Toilette ereichen**	↓nachts	häufiger Harndrang mit Brennen beim Wasserlassen, „gereizte Blase“	bewährt bei Blasenschwäche nach Gebärmutteroperation	**Petroselinum D 6 3-mal tägl. 5 Glob.** Seite 137
Hormonstörungen, Infekte, Schleimhautschwäche (Atemwege, Harnwege)	**unwillkürlicher Urinabgang z. B. beim Husten, Harndrang bei kalten Füßen**	↓nachts, warme Zimmerluft, fettes Essen, kalte Füße, Periodenblutung	auffallender Wechsel der Beschwerden sowohl körperlicher wie seelischer Art	weinerliche Stimmung, möchte nicht alleine sein, große Infektanfälligkeit	**Pulsatilla D 12 2-mal tägl. 5 Glob.** Seite 138
Schwangerschaft, Hormonstörungen, Überforderung, Stress	**Senkungsbeschwerden mit Urinabgang beim Husten, Niesen, Stressinkontinenz**	↓Kälte, Nässe, Wetterwechsel ↑Überkreuzen der Beine, Sitzen	pigmentreiches Gesicht, Unterleibsbeschwerden, Senkungsgefühl, Blasenentzündungen	fühlt sich erschöpft, überfordert, geht auf Distanz, Abneigung gegen Sex	**Sepia D 12 2-mal tägl. 5 Glob.** Seite 141
seelische Überforderung, Blasenschwäche, Schließmuskellähmung	**spontaner Urinabgang z. B. beim Husten, verstärkt durch seelische Ereignisse**	↓Kälte, Zugluft, vor oder während der Periodenblutung ↑Wärme	niedergeschlagene, melancholische Stimmung, lähmende Müdigkeit	Blasenschwäche nach Operation und Entbindung, bei nächtlichem Einnässen	**Causticum D 12 2-mal tägl. 5 Glob.** Seite 120

Ausbleibende Monatsblutung (Amenorrhö), Pillenpause, Kinderwunsch

→ Zyklusstörungen (unregelmäßige Periode) *S. 77*

wo oder warum	was	wie	wie noch	außerdem	MITTEL
Kummer, Sorgen, körperliche Überanstrengung, durchgemachte Erkrankung	**Regelblutung bleibt aus, brennende Schmerzen vom Rücken bis zum Unterleib**	↓Licht, Lärm, Kälte ↑Wärme	Konzentrationsschwäche, Schwarzwerden vor den Augen, Schwindel, Kopfdruck	fühlt sich wie ausgelaugt, alles ist zu viel, großes Ruhe- und Schlafbedürfnis	**Acidum phosphoricum D 12 2-mal tägl. 5 Glob.** Seite 112
Schilddrüsenunterfunktion, Entwicklungsverzögerung, Ernährungsfehler	**verspätete, schwache oder ausbleibende Blutung, wund machender Ausfluss**	↓nach dem Schlaf, Periodenblutung ↑frische Luft	Hautausschläge mit gelblicher, übel riechender Absonderung, Erkältungsneigung	Übergewicht, gedrückte Stimmungslage, die tägliche Arbeit geht langsam voran	**Graphites D 12 2-mal tägl. 5 Glob.** Seite 127
hormonelle Störungen, Erschöpfung, ausbleibende Blutung in der Pillenpause	**ausbleibende oder verspätete Blutung, Unterleibsschmerzen, bei Blutung abklingend**	↓morgens, nach dem Schlaf, Wärme ↑Bewegung	Beschwerden oft linksseitig, verträgt am Körper nichts Enges, Schweißausbrüche	oft heftige emotionale Reaktionen wie Eifersucht und Misstrauen, sehr mitteilsam	**Lachesis D 12 2-mal tägl. 5 Glob.** Seite 131
hormonelle Störungen, ausbleibende Blutung in der Pillenpause, nach Erkältung	**ausbleibende Blutung, zu kurzer oder zu langer Zyklus, Brustschmerzen, Ausfluss**	↓nachts, warme Zimmerluft, fettes Essen, Periodenblutung ↑frische Luft	körperliche und seelische Beschwerden wechseln, verträgt nichts Fettes und Kaltes	weinerliche Stimmung, möchte nicht alleine sein, braucht „Nestwärme“	**Pulsatilla D 12 2-mal tägl. 5 Glob.** Seite 138
Stillzeit, Erschöpfung, Leberleiden	**ausbleibende oder verspätete Blutung, muss vor Schmerzen die Beine kreuzen**	↓Kälte, Nässe, Wetterwechsel ↑Bewegung, körperliche Tätigkeit	pigmentreiches Gesicht, Senkungsgefühl, Blasenentzündungen, Abneigung gegen Sex	fühlt sich überfordert, missbraucht, ist gleichgültig gegenüber der Familie	**Sepia D 12 2-mal tägl. 5 Glob.** Seite 141

Periodenstörungen (verstärkte, verlängerte Monatsblutung), Zwischenblutung

wo oder warum	was	wie	wie noch	außerdem	MITTEL
Hormonstörung, Zwischenblutung, Blutung nach Sex	**hellrote, lang anhaltende Blutung, auch dunkel geronnen**	↓körperliche Anstrengung	Hitzegefühl am Rücken wie heißes Wasser	Frühzeichen der Wechseljahre	**Ustilago maydis D 6 3-mal tägl. 5 Glob.** Seite 144
körperliche und seelische Überanstrengung	**hellrote, lang dauernde Blutung, stoßweise**	↓morgens, durch Anstrengung	Kopfschmerzen, fühlt sich wie gelähmt, Sodbrennen	unruhiger Schlaf mit Angstträumen, Antriebsschwäche	**Erigeron canadensis D 6 3-mal tägl. 5 Glob.** Seite 125
körperliche und seelische Überanstrengung	**dunkelrote, klumpige Blutung, stoßweise**	↓nachts, durch Kälte und Nässe ↑Wärme	Ruhe, Schlaf, Essen bringen keine Besserung, überempfindlich gegen Gerüche	Schwächezustand mit mangelnder körperlicher und seelischer Belastungsfähigkeit	**China D 6 3-mal tägl. 5 Glob.** Seite 121
Zwischenblutung	**dunkelrote Blutung, lang dauernder, starker Blutfluss**	↓Berührung, Erschütterung, feuchte Wärme	Periodenschmerzen ausstrahlend, Schmerzen während des Eisprungs	neigt zu Krampfadern, Venenentzündungen, spontanes Nasenbluten	**Hamamelis D 6 3-mal tägl. 5 Glob.** Seite 127
Zwischenblutung, Mittelschmerz, Zeit des Eisprungs, Anstrengung	**schwärzliche Blutung, besonders nachts, morgens, schmerzhaft**	↓morgens, vor oder während der Periodenblutung, Wärme	Durchfall während der Periodenblutung, Kreuzschmerzen mit Senkungsgefühl	neigt zu bläschenartigem Hautausschlag, Herpes, Schweiß riecht nach Zwiebeln	**Bovista D 6 3-mal tägl. 5 Glob.** Seite 118

Prämenstruelles Syndrom (PMS)

wo oder warum	was	wie	wie noch	außerdem	MITTEL
Hormonstörung, nach einer Entbindung	**rheumatische Schmerzen in den Fingergelenken, schmerzende Beine**	↓Kälte ↑nach der Periode, Wärme	verspätet eintretende, schmerzhafte Blutung, verstärkter Mundgeruch vor der Periode	Frostigkeit, Nervosität, allgemeine Schwäche	**Caulophyllum* D 6** **3-mal tägl.** **5 Glob.** Seite 120
Hormonstörung, nach einer Entbindung	**Brüste geschwollen, schmerzhaft, sehr berührungsempfindlich**	↓Berührung, Erschütterung	schmerzhafte, starke Periodenblutung, oft zu früh einsetzend	Schluckbeschwerden, einseitiger Halsschmerz, der zur anderen Seite wechselt	**Lac caninum* D 12** **2-mal tägl.** **5 Glob.** Seite 131
seelische Konflikte (Ängste, Sorgen), Hormonstörung	**Migräne mit Augenflimmern, Doppeltsehen, Schmerzen an Stirn und Schläfen**	↓Sitzen, Stehen, im Freien ↑Bewegung, Wärme	Brüste schmerzhaft geschwollen, klumpige, nur tagsüber fließende Blutung	fühlt sich wie ausgelaugt, melancholisch, ständiges Frieren	**Cyclamen* D 6** **3-mal tägl.** **5 Glob.** Seite 124
seelische Konflikte (Ängste, Sorgen), Hormonstörung	**niedergedrückte Stimmung, ängstlich, reizbar, redselig, alles wird zum Problem**	↓Kälte, Nässe, Aufregung ↑Wärmeanwendung	wehenartige Periode, Blutung oft zu früh oder unregelmäßig, Kreuzschmerzen	Schulter-Nacken-Arm-Schmerzen, Schmerzen wie elektrische Schläge in den Armen	**Cimicifuga* D 12** **2-mal tägl.** **5 Glob.** Seite 122
emotionale Ereignisse (Ärger, Aufregung, Schreck), Überanstrengung, Infekt	**nervös, gereizt, körperliche Unruhe, vermehrter Appetit, Schluckbeschwerden**	↓morgens 3 bis 5 Uhr, nach dem Schlaf, Temperaturextreme ↑Bewegung im Freien	Blutung oft zu früh, stark, krampfend, Kopf- und Nervenschmerzen, Verspannungen	neigt zu Erkältungen und Verkrampfungen, Beschwerden regelmäßig wiederkehrend	**Magnesium carbonicum* D 12** **2-mal tägl.** **5 Glob.** Seite 132

** Hinweis: ab 14. Zyklustag bis zum Blutungseintritt einnehmen, dann wieder absetzen*

Schmerzhafte Periodenblutung (Dysmenorrhö)

wo oder warum	was	wie	wie noch	außerdem	MITTEL
vor der Periode beginnend	krampfartige, vom Rücken bis zu den Oberschenkeln ausstrahlende Schmerzen	↓Wärme ↑Bewegung, frische Luft	verspätet einsetzende, kurze Blutung, klumpig, Durchfall und Übelkeit, Kreuzschmerzen	bewährt bei Endometriose	**Viburnum opulus D 4 ½-stündl.** 5 Glob.** Seite 145
vor der Periode beginnend, Neigung zu Muskelverkrampfungen	plötzlich einschießende, heftige, krampfartige Schmerzen im Unterbauch	↓kalte Getränke ↑Wärme, warme Auflagen	neuralgische Schmerzzustände, kolikartige Schmerzen bei Endometriose	einschießende, heftige Zahnschmerzen, plötzlich kommend und gehend	**Magnesium phosphoricum D 6 ½-stündl.** 1 Tabl.** Seite 133
Neigung zu Muskelverkrampfungen	kolikartige Unterleibsschmerzen, pulsierende, brennende Schmerzen	↓Berührung, Geräusche, Licht	nach unten drängende Unterleibsschmerzen, oft vor der Periode beginnend	fühlt sich wie im Fieber, heißes Gesicht, Brennschmerz der Haut, klopfende Kopfschmerzen	**Belladonna D 6 ½-stündl.** 5 Globuli** Seite 117
Kreislaufbeschwerden	starke Unterleibsschmerzen mit akuter Kreislaufschwäche, blass, kaltschweißig	↓Anstrengung, Aufregung ↑kalte Getränke	Erschöpfung, Kältegefühl am ganzen Körper, Erbrechen, wässrige Durchfälle	ärgerliche Gereiztheit oder ängstliche Unruhe, Fantasieren	**Veratrum* album D 6 ½-stündl.** 5 Globuli** Seite 144
emotionale Ereignisse (Ärger, Aufregung), Kaffee	wehenartige Schmerzen (während der Blutung verstärkt), reagiert gereizt	↓Aufregung, Kaffee, Wärme, nachts ↑lokale Wärme	schweißiges Gesicht, aufgetriebener Leib, stinkende Blähungen, grünlicher Durchfall	ärgerliche Stimmung, sehr ungeduldig, kann den Schmerz nicht mehr aushalten	**Chamomilla D 6 ½-stündl.** 5 Glob.** Seite 121

* *Hinweis: anfangs alle paar Minuten 5 Globuli auf die Zunge*
** *Hinweis: bei den ersten Anzeichen der Blutung bzw. bei beginnenden Schmerzen, nach Besserung alle 2 Stunden einnehmen*

Zyklusstörungen (unregelmäßige Monatsblutung)

→ ausbleibende Monatsblutung *S. 73*

wo oder warum	was	wie	wie noch	außerdem	MITTEL
verkürzter Zyklus	**zu frühe, starke Blutung, dunkel, klumpig**	↓Anstrengung, Kälte, Nässe ↑trockenes Wetter, Wärme	wiederkehrende Atemwegsinfekte mit schmerzhaften Halslymphknoten, Hautausschläge	neigt zu Übergewicht, mangelnde Leistungsfähigkeit, mangelndes Selbstvertrauen	**Calcium carbonicum D 12 2-mal tägl. 5 Glob.** Seite 119
verkürzter Zyklus	**zu frühe, lang anhaltende, dunkle Blutung, übel riechend**	↓zwischen 3 und 5 Uhr morgens	Blutung verstärkt Kreuzschmerzen, Schwitzen, Harnabgang beim Niesen	ängstliche, verzagte, pessimistische Stimmung, sehr pflichtbewusst	**Kalium carbonicum D 12 2-mal tägl. 5 Glob.** Seite 130
verkürzter oder verlängerter Zyklus, emotionale Ereignisse	**zu frühe, hellrote Blutung, lang anhaltend**	↓abends, nachts, emotionale Ereignisse ↑kurze Ruhepausen	Neigung zu spontanem Nasenbluten, muss häufig Kleinigkeiten essen	schlanke, nervöse Frau, leidet unter Schreckhaftigkeit, Vorahnungen	**Phosphorus D 12 2-mal tägl. 5 Glob.** Seite 137
verkürzter oder verlängerter Zyklus, emotionale Ereignisse	**verspätete, schwache oder zu frühe starke Blutung**	↓emotionale Ereignisse	wässrig-schleimiger Ausfluss, trockene Scheide, Abneigung gegen Verkehr	Grübeln über Vergangenes, Migräne, Hautausschläge, mangelnde Gewichtszunahme	**Natrium chloratum D 12 2-mal tägl. 5 Glob.** Seite 134
verkürzter oder verlängerter Zyklus, PMS, emotionale Ereignisse	**klumpige, nur tagsüber fließende Blutung, schmerzhaft**	↓Sitzen, Stehen, im Freien ↑Bewegung, Wärme	Migräne, Doppeltsehen, Augenflimmern, Stirn-Schläfen-Schmerzen vor der Blutung	fühlt sich wie ausgelaugt, melancholisch, ständiges Frieren	**Cyclamen D 6 3-mal tägl. 5 Glob.** Seite 124

Ausfluss, Scheidenpilz (Vaginalmykose)

wo oder warum	was	wie	wie noch	außerdem	MITTEL
Infektion, hochakute Entzündung	**brennend-heiße, trockene Scheide, pulsierender Schmerz**	↓Berührung, Geräusche, Licht	nach unten drängende Unterleibsschmerzen, vor der Periode beginnend	fühlt sich wie im Fieber, heißes Gesicht, Brennschmerz der Haut	**Belladonna* D 6 3-mal tägl. 5 Glob.** Seite 117
Infektion (insbesondere durch Candida)	**Ausfluss zäh, klebrig wie Kleister, weißliche Beläge auf der Vaginalschleimhaut**	↓morgens, Kälte, Nässe, nach der Periode, durch Abwärtsbewegungen ↑im Freien	schmerzhafte Periodenblutung mit Abgang von klumpigem, dunkelroten Blut	empfindliche, leicht blutende Mundschleimhaut, weißliche Bläschen mit rötlichem Hof	**Borax D 6 3-mal tägl. 5 Glob.** Seite 118
Hormonstörung, Infektion (insbesondere durch Trichomonaden)	**gelb-grünlicher Ausfluss, starker Juckreiz**	↓abends, nachts, im warmen Zimmer ↑im Freien, bei Bewegung	Gefühl von Herabdrängen der Scheide, unregelmäßige Periodenblutung	bewährt bei Herzunruhe mit Angstgefühlen in den Wechseljahren	**Lilium tigrinum D 6 3-mal tägl. 5 Glob.** Seite 132
Hormonstörung, Abwehrschwäche	**übel riechender, brennend-scharfer Ausfluss, Schmerzen im Genitalbereich**	↓Kälte, nach der Periodenblutung ↑Wärme, Bewegung	Mundgeruch, leicht blutendes, ständig entzündetes Zahnfleisch	Periode zu früh, lang anhaltend, dunkles Blut, wässriger Durchfall mit Brennschmerz	**Kreosotum D 6 3-mal tägl. 5 Glob.** Seite 130
Hormonstörung, Stimmungsschwankungen (psychosomatische Reaktionen)	**milchiger Ausfluss, verstärkt während der Periodenblutung**	↓vor und während der Periode	Periodenblutung unterschiedlich nach Dauer und Stärke	bewährt bei Ausfluss junger Mädchen	**Pulsatilla D 12 2-mal tägl. 5 Glob.** Seite 138

** Akutdosierung: am 1. und 2. Tag 4- bis 5-mal einnehmen*

Wechseljahresbeschwerden (Klimakterium)

→ Osteoporose *S. 90*

wo oder warum	was	wie	wie noch	außerdem	MITTEL
Verschleißerscheinungen am Bewegungsapparat	**Bluthochdruck, Hitzewallungen, Gesichtsröte, brennend heiße Hände und Füße**	↓Kälte, Zugluft, tagsüber ↑Aufstoßen, Erbrechen	rechtsseitige rheumatische Schmerzen, migräneartige Kopfschmerzen mit Erbrechen	reizbare Stimmungslage, cholerische Reaktion wegen beständiger Schmerzen	**Sanguinaria D 6 3-mal tägl. 5 Glob.** Seite 140
Stimmungsschwankungen, seelische Konflikte	**Hitzewallungen, Schweißausbrüche oder Frieren, Beschwerden oft linksseitig**	↓morgens, nach dem Schlaf, durch Wärme ↑kalte Anwendungen	verträgt am Hals und am Körper nichts Enges, Krampfadern, neigt zu Venenentzündungen	oft heftige emotionale Reaktionen wie Eifersucht und Misstrauen, sehr mitteilsam	**Lachesis D 12 2-mal tägl. 5 Glob.** Seite 131
Stimmungsschwankungen mit psychosomatischen Reaktionen	**nächtliches Schwitzen, verträgt keine Hitze und Zimmerwärme, launisch**	↓nachts, warme Zimmerluft, fettes Essen, kalte Füße, Periodenblutung	auffallender Wechsel der Beschwerden sowohl körperlicher wie seelischer Art	launische, weinerliche Stimmung, möchte nicht alleine sein, benötigt Zuspruch	**Pulsatilla D 12 2-mal tägl. 5 Glob.** Seite 138
Stimmungsschwankungen, bei unerfülltem Sexualleben	**sexuell sehr fordernd mit starkem Verlangen, ängstliche Mutlosigkeit, melancholisch**	↓abends, in Ruhe ↑Bewegung im Freien	immer wieder Unterleibsbeschwerden und Schmerzen, Periodenschmerzen	wirkt nach außen hin oft überheblich und distanziert, innerlich aber verzagt	**Platinum metallicum D 12 2-mal tägl. 5 Glob.** Seite 137
seelische Konflikte durch Überforderung	**Schweißausbrüche bei der geringsten Anstrengung, alles scheint zu viel, gereizt**	↓Kälte, Nässe, Wetterwechsel ↑Bewegung, körperliche Tätigkeit	pigmentreiches Gesicht, Senkungsgefühl, Blasenentzündungen, Abneigung gegen Sex	fühlt sich erschöpft, missbraucht, gleichgültig gegenüber der Familie, geht auf Distanz	**Sepia D 12 2-mal tägl. 5 Glob.** Seite 141

Übermäßiges Schwitzen, Transpiration

→ Wechseljahresbeschwerden (Klimakterium) *S. 79*

wo oder warum	was	wie	wie noch	außerdem	MITTEL
nach Operation oder Entbindung mit Blutverlust, nach schwerem Brechdurchfall	**anhaltender Schwächezustand, Schweißausbrüche bei Belastung, Schwindel**	↓nachts, durch Kälte und Nässe ↑Wärme	Ruhe, Schlaf, Essen bringen keine Besserung, geruchsempfindlich, Blähungen	mangelnde Belastungsfähigkeit, fühlt sich den Aufgaben nicht mehr gewachsen	**China D 6 3-mal tägl. 5 Glob** Seite 121
Infekt, körperliche und seelische Überanstrengung	**Schwäche mit Schweißen, rasche Ermüdbarkeit mit Kreuzschmerzen**	↓nachts zwischen 3 und 5 Uhr, Kälte, Luftzug ↑Wärme	Wassereinlagerung, Tränensäckchen, ausgeprägtes Wärmeverlangen	starkes Pflichtbewusstsein, sehr verletzbar, lärm- und geruchsempfindlich	**Kalium carbonicum D 12 2-mal tägl. 5 Glob.** Seite 130
körperliche und seelische Überanstrengung, Wechseljahre, Hormontherapie bei Krebs	**kalte, säuerliche Schweiße, anfallsartig auftretend, auch mit Hitzegefühl**	↓morgens, Kälte, Nässe ↑Wärme	Gelenkschmerzen mit Schwäche und Zittern, Magenschmerzen mit Sodbrennen	hektisches Verhalten, Ungeduld, bekommt schwer Luft	**Acidum sulfuricum D 12 2-mal tägl. 5 Glob.** Seite 113
hormonelle Störung, Stillzeit, Wechseljahre, Leberleiden	**übel riechender Achsel- und Körperschweiß, unreine Haut, vor allem um den Mund**	↓Periodenblutung, Wetterwechsel ↑Bewegung, körperliche Tätigkeit	pigmentreiche Haut, ringförmige Ausschläge, gestaute Venen, Senkungsgefühl	fühlt sich erschöpft, überfordert, geht auf Distanz, sexuelle Abneigung	**Sepia D 12 2-mal tägl. 5 Glob.** Seite 141
Infekt, chronische Entzündung, Nebenwirkung allopathischer Arzneimittel	**übel riechende Ausdünstung, Schweiß, brennendes Hitzegefühl in Beinen, Hautjucken**	↓morgens, (Bett-)Wärme ↑Kälte	Verstopfung abwechselnd mit stinkenden, wässrigen Durchfällen, Afterschmerz	extrovertiertes Verhalten; Hautjucken mit Ausschlag durch seelische Konflikte	**Sulfur* D 12 1-mal tägl. 5 Glob.** Seite 143

** Hinweis: Erstverschlimmerung möglich*

Mangelnde sexuelle Erlebnisfähigkeit der Frau

wo oder warum	was	wie	wie noch	außerdem	MITTEL
Schilddrüsenunterfunktion, Ernährungsfehler, mangelnde Bewegung, Übergewicht	**fehlendes Verlangen, Abneigung gegen Sex, erlebt keinen Höhepunkt**	↓nach dem Schlaf, Periodenblutung ↑frische Luft	gedrückte Stimmung, die tägliche Arbeit geht langsam voran, kommt nicht in Schwung	Erkältungen mit zähem, gelblichem Schleim, übel riechende Hautausschläge	**Graphites D 12 2-mal tägl. 5 Glob.** Seite 127
seelische Konflikte, lang anhaltender Kummer, Demütigung, Ärger	**Trockenheit der Scheide mit Schmerzen beim Sex, Widerwille gegen Sex**	↓morgens, durch Anstrengung ↑Liegen, frische Luft	kann die Vergangenheit nicht loslassen, will alleine sein und nicht getröstet werden	Neigung zu Migräne, mangelnde Gewichtszunahme trotz Appetit, unreine Haut	**Natrium chloratum D 12 2-mal tägl. 5 Glob.** Seite 134
seelische Überforderung, Kummer, Sorgen	**mangelndes Verlangen nach Sex, erlebt keinen Höhepunkt bei allgemeiner Schwäche**	↓Kälte, Zugluft, Dunkelheit, vor oder während der Periodenblutung ↑Wärme	melancholische Stimmung, lähmende Müdigkeit, Schwäche, muss sich antreiben	spontaner Urinabgang z. B. beim Husten, verstärkt durch seelische Ereignisse	**Causticum D 12 2-mal tägl. 5 Glob.** Seite 120
Überanstrengung, Erschöpfung	**verspürt keine sexuelle Befriedigung, Schmerzen beim Höhepunkt**	↓nachts, durch Wärme, Ruhe ↑langsame Bewegung,	nervös-gereizte Stimmung, fühlt sich nicht leistungsfähig, rasch erschöpft	starke Periodenblutung, neigt zu Eisenmangel, Frieren, Frösteln, mangelnder Appetit	**Ferrum metallicum D 12 2-mal tägl. 5 Glob.** Seite 126
hormonelle Störung, Periodenblutung, Stillzeit, Klimakterium	**fühlt sich überfordert und missbraucht, will keinen Sex mehr, ohne Höhepunkt**	↓Kälte, Nässe, Wetterwechsel ↑Bewegung, körperliche Tätigkeit	gleichgültig gegenüber dem Partner, geht auf Distanz, fühlt sich stets angegriffen	Senkungsgefühl, Blasenentzündungen, rissige Haut, übel riechender Achselschweiß	**Sepia D 12 2-mal tägl. 5 Glob.** Seite 141

Prostatabeschwerden

→ Reizblase, Harninkontinenz *S. 72*

wo oder warum	was	wie	wie noch	außerdem	MITTEL
Infekt, Prostata- und Harnwegsentzündung	**plötzlicher Harndrang mit erschwertem Wasserlassen und Schmerzen dabei**	↓nachts ↑sich krümmen	dunkler Urin, kolikartige Schmerzen, Dehnungsgefühl der Blase, Nachträufeln	bewährt zur Begleitbehandlung einer Antibiotikatherapie	**Pareira brava D 6** **3-mal tägl.** **5 Glob.** Seite 136
Infekt, Prostata- und Harnwegsentzündung	**Schmerzen hinter dem Schambein bei gehäuftem Wasserlassen, Brennschmerz**	↓Kälte	immer wiederkehrende Entzündungen mit schleimigem Urin	bewährt zur Ausheilung nach operativen Eingriffen an Blase und Prostata	**Populus D 3** **3-mal tägl.** **5 Glob.** Seite 138
Prostataentzündung, Vergrößerung der Prostata	**stechende Schmerzen bei erschwertem Wasserlassen, Harndrang**	↑nach Sex	schmerzhafte Erektionen, Kreuzschmerzen nach Sex	mangelnde sexuelle Erlebnisfähigkeit	**Sabal D 3** **3-mal tägl.** **5 Glob.** Seite 140
Prostatavergrößerung, emotionale Ereignisse wie Zorn, Demütigung	**häufiger Harndrang, keine vollständige Entleerung, schnelle sexuelle Erregung**	↓nachts, Kälte, emotionale Ereignisse, Sex	Bauchkrämpfe nach emotionalen Ereignissen, neigt zu Narben bildenden Schnittwunden	fühlt sich im Inneren verletzt und gekränkt, ist sehr empfindsam, nachtragend	**Staphisagria D 12** **2-mal tägl.** **5 Glob.** Seite 142
Prostatavergrößerung, emotionale Ereignisse wie Kummer, Schreck	**ständiger Harndrang mit Schmerzen während des Wasserlassens**	↓nachts, am frühen Morgen, durch Kälte	dunkelrotes Gesicht, Schwindel, klopfende Kopfschmerzen, Beklemmung, Bluthochdruck	Wechsel von depressiver und aggressiver Stimmung, Gedächtnisschwäche	**Aurum metallicum D 12** **2-mal tägl.** **5 Glob.** Seite 117

Impotenz, nachlassende sexuelle Erlebnisfähigkeit des Mannes

wo oder warum	was	wie	wie noch	außerdem	MITTEL
geistige und körperliche Überanstrengung	**Impotenz mit Schwächegefühl nach Sex**	↓Anstrengung	fühlt sich erschöpft und abgespannt, Konzentrationsmangel	Steifigkeit im Rücken mit Kältegefühl, neigt zu Hexenschuss	**Ginseng D 6 3-mal tägl. 5 Glob.** Seite 127
geistige und körperliche Überanstrengung, übermäßiger Genussmittelkonsum	**Verlangen nach Sex, mangelnde Erektionsfähigkeit, vorzeitiger Samenerguss**	↓Alkohol, Kaffee, Schlaf ↑abends	ölige Kopfhaut, fettige Haut mit Unreinheiten und Entzündungen, Haarausfall	zurückhaltend, will für sich sein, oft gedrückte Stimmung	**Selenium D 12 2-mal tägl. 5 Glob.** Seite 141
übermäßiger Genussmittelkonsum (Nikotin)	**Impotenz, mangelndes Verlangen, keine Erektion**	↑Ruhepausen tagsüber	völliges Desinteresse an Sex, Gefühlsleben wie erkaltet	Juckreiz im Genitalbereich, süßlich riechender Schweiß, häufige Insektenstiche	**Caladium D 3 3-mal tägl. 5 Glob.** Seite 118
emotionale Ereignisse wie Kummer, Sorgen	**sexuell schnell erregt, aber Versagensangst wegen mangelnder Erektionsfähigkeit**	↓Wärme, Bewegung ↑Kühle, sich Niederlegen	Kopfschmerzen wie zum Bersten, Schwindel bei geringsten Bewegungen	Niedergeschlagenheit, Erschöpfung, Schwäche mit Gefühl wie gelähmt	**Acidum picrinicum D 12 2-mal tägl. 5 Glob.** Seite 112
Überanstrengung, durchgemachte Erkrankung	**Gefühl, als sei alles zu viel, kein Interesse an Sex**	↓Licht, Lärm, Kälte ↑Wärme	kann sich nicht konzentrieren, wie benommen, Schwindel, Kopfdruck	fühlt sich wie ausgelaugt, großes Ruhe- und Schlafbedürfnis	**Acidum phosphoricum D 12 2-mal tägl. 5 Glob.** Seite 112

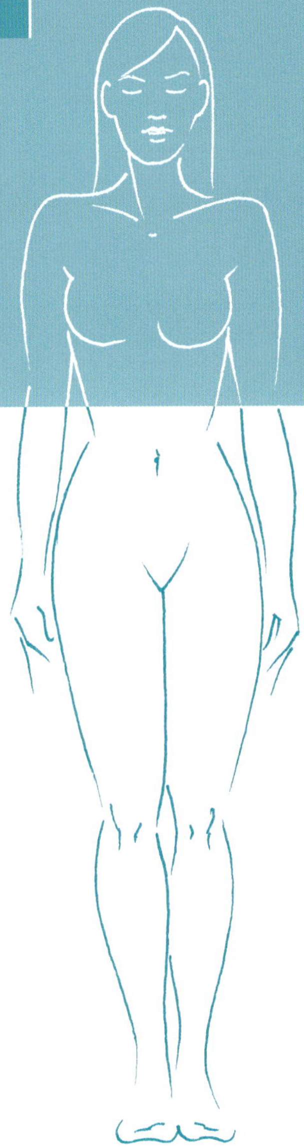

Bewegungsapparat

Rückenschmerzen, Verspannungen, Gelenkbeschwerden: Unter dem Oberbegriff „Bewegungsapparat“ finden Sie eine Reihe ganz unterschiedlicher Beschwerdebilder, die Sie in der entsprechenden Tabelle zu „Ihren“ Globuli leiten. Dabei können Sie das jeweilige homöopathische Mittel auch zusätzlich zu einem allopathischen Schmerzmittel einnehmen.

Gelenke

Zu den Problemen der Gelenke gehören vor allem die **entzündliche Arthritis,** die **Arthrose** und die **Wetterfühligkeit,** um nur einige wichtige Beschwerdebilder zu nennen. Der Bewegungsapparat ist eine Einheit aus Muskeln, Sehnen, Bändern und Knochen. So sind auch unsere Gelenke zusammengesetzt. Und wer kennt sie nicht, diese Schmerzen in den Gelenken, wobei oft nur von Rheuma gesprochen wird. Häufig gehen sie auch mit einer Bewegungseinschränkung einher. Viele Menschen klagen vor allem dann über Schmerzen, wenn das Wetter umschlägt oder wenn es draußen feucht-kalt ist. Gelenkschmerzen machen sich auch dort bemerkbar, wo Knorpelmasse abgebaut wird. Von diesen Beschwerden sind in erster Linie ältere Menschen betroffen. Auch hier können Sie die Homöopathie mit Erfolg einsetzen. Sie wirkt schmerzlindernd, z. B. bei einer Entzündung.

Rücken, Nacken, Schultern, Arme

Rückenschmerzen, Nackensteifigkeit, Schulter-Arm-Schmerz, Muskelverspannungen, Hexenschuss und **Ischias** – das sind Beschwerden, an denen wir alle mehr oder weniger häufig leiden. Rückenschmerzen sind eine wahre Volkskrankheit geworden, selbst Schulkinder sind schon davon betroffen. Auch hartnäckige Verspannungen gehören für viele Menschen zum Alltag. Verantwortlich sind oft einseitige Tätigkeiten und Fehlhaltungen sowie chronischer Bewegungsmangel. Nicht selten sind diese Beschwerden auch seelischer Natur.

Knochen

Ein häufiges Leiden vor allem älterer Menschen ist der Knochenschwund, **Osteoporose** genannt. Die Folge sind oft Knochenbrüche – in erster Linie Wirbelkörper- und Schenkelhalsfrakturen. Typisches Zeichen einer weit fortgeschrittenen Osteo-

porose ist der „Witwenbuckel". Neben Bewegung und ausgewogener Ernährung hat sich die Homöopathie auch in diesem Fall als hilfreich erwiesen. Sie können homöopathische Mittel deshalb auch vorbeugend einsetzen. Bereits bei den ersten Anzeichen der Wechseljahre und der damit verbundenen Hormonumstellung empfiehlt es sich, Ihr Osteoporosemittel in Form einer Kur einzunehmen. Das gilt übrigens auch für Männer. Die Homöopathie hilft, den Kalziumstoffwechsel zu regulieren.
Wirbelsäulenerkrankungen sind oftmals sehr schmerzhaft. Vielleicht gehören Sie auch zu den Menschen, die bereits leidvolle Erfahrungen mit einem **Bandscheibenvorfall** machen mussten. In diesem Fall eignet sich die Homöopathie sehr gut für die Nachbehandlung und Stabilisierung der Wirbelsäule und der Bandscheiben.
Auch Kinder leiden unter Knochenschmerzen. Diese sind allerdings anderer Natur: Sie hängen mit dem Wachstum zusammen und werden daher als **Wachstumsschmerzen** bezeichnet.

Beine

Unruhe, Schmerzen oder **Missempfindungen in den Beinen**, dieses Phänomen wird in der Medizin als **Restless-Leg-Syndrom** bzw. als **Polyneuropathie** bezeichnet. Die Ursache ist oft nicht zu klären. Schauen Sie bitte in der entsprechenden Tabelle nach, welches der aufgeführten Mittel am besten zu Ihren jeweiligen Beschwerden passt.

In diesem Kapitel

Gelenkschmerzen (Arthritis, Arthrose), Rheuma, Wetterfühligkeit

wo oder warum	was	wie	wie noch	außerdem	MITTEL
hochakute Entzündung	**Gelenk ist rot, heiß, teigig geschwollen, stechende Schmerzen**	↓Wärme, Berührung ↑kalte Auflagen, frische Luft	Ruhelosigkeit, Bewegungsdrang, Durstlosigkeit	bewährt bei akutem Gichtanfall, Hallux valgus, Schleimbeutelentzündung	**Apis* D 6** **3-mal tägl.** **5 Glob.** Seite 115
hochakute Entzündung	**Gelenkschwellung mit Hitzegefühl und Verlangen nach Abkühlung**	↓warme Anwendungen, Bewegung ↑kalte Anwendungen	brennendes Gefühl der Hände und Füße, Harnsäureerhöhung, Gichtknoten	bewährt bei Stichwunden, Insektenstichen, „blauem" Auge	**Ledum* D 6** **3-mal tägl.** **5 Glob.** Seite 131
Abnutzung, Wechseljahre	**anfallsartige Schmerzen der Finger- und Zehengelenke mit Steifigkeit**	↓nachts, Kälte, vor der Periode ↑warme Anwendungen	Knacken und Krachen der Gelenke bei Bewegung	bewährt bei schmerzhafter Periodenblutung, in den Wechseljahren	**Caulophyllum D 6** **3-mal tägl.** **5 Glob.** Seite 120
Ausdauersport, Abnutzung, Wetterwechsel	**krampfartige, reißende oder ziehende Schmerzen in den Hüft- und Kniegelenken**	↓nachts, Wetterumschwung, Feuchtigkeit ↑Ruhe, Liegen	eingeschränkte Bewegungsfähigkeit, humpelnder Gang, schmerzende Kniescheiben	Rückenschmerzen (auch Morbus Bechterew), Muskelverspannungen (einseitiger Gang)	**Harpagophytum D 6** **3-mal tägl.** **5 Glob.** Seite 128
Abnutzung, Wetterwechsel	**ziehende Schmerzen der Finger- und Zehengelenke, Nervenschmerzen**	↓nachts, Wetterumschwung ↑Bewegung, warme Anwendungen	Kribbeln und Ameisenlaufen der Beine, Knochenschmerzen	typischer Barometerschmerz, fühlt jeden Wetterumschwung	**Rhododendron D 6** **3-mal tägl.** **5 Glob.** Seite 139

** Akutdosierung: am 1. und 2. Tag 4- bis 5-mal einnehmen*

Rückenschmerzen, Muskelverspannungen, Hexenschuss (Lumbago)

→ Sehnenscheidenentzündung, Schulter-Arm-Schmerz *S. 88*

wo oder warum	was	wie	wie noch	außerdem	MITTEL
anfällig gegen geringste Unterkühlung und Durchnässung, Jahreszeitenwechsel	**schmerzende, harte Muskeln, Glieder wie zerschlagen, Kältegefühl**	↓Kälte, Nässe ↑Wärme	auffallender Wechsel von Durchfall und Rheuma, Asthma mit Hautausschlag	hohe Anfälligkeit für Infekte der Atemwege und der Harnwege	**Dulcamara* D 6 3-mal tägl. 5 Glob.** Seite 124
Nässe, körperliche Überanstrengung, Schwangerschaft	**ziehende, reißende Schmerzen, bei Bewegungsbeginn wie verrenkt, nachlassend**	↓feuchtkaltes Wetter, Ruhe ↑Wärme, fortgesetzte Bewegung	rheumatische Beschwerden an Muskeln, Sehnen und Gelenken, Ischiasschmerz	bewährt bei (Sport-) Verletzungen mit Dehnung, Zerrung, Prellung	**Rhus toxicodendron D 12 2-mal tägl. 5 Glob.** Seite 139
Verschleißerscheinung, Überanstrengung	**ziehende, krampfende Muskel- und Rückenschmerzen**	↓abends, längeres Stehen	Schmerzen im gesamten Verlauf der Wirbelsäule, Abnutzung der Bandscheiben	rheumatische Schmerzen mit Bewegungseinschränkung	**Paloondo D 6 3-mal tägl. 5 Glob.** Seite 136
ungesunde Ernährungs- und Lebensweise, Stress, sitzende Tätigkeit	**schmerzhafte Muskelverspannungen im Nacken-Schulter- und Rückenbereich**	↓morgens, Kälte, Bewegung ↑Wärme, warme Anwendungen	kann sich im Bett vor Schmerzen nicht umdrehen	gehetzte Lebensweise, innere Anspannung, wirkt überarbeitet und gestresst	**Nux vomica* D 6 3-mal tägl. 5 Glob.** Seite 135
emotionale Ereignisse wie Ärger, Stress, Wetterwechsel	**stechende Schmerzen, jegliche Bewegung wird vermieden, Muskeln wie steif**	↓Bewegung, Berührung, Wetterumschwung ↑Schweißausbruch, Ruhe	stechende Kopfschmerzen, akute Gelenk- und Sehnenscheidentzündung	gereizte, ärgerliche Stimmung, will seine Ruhe haben	**Bryonia* D 6 3-mal tägl. 5 Glob.** Seite 118

** Akutdosierung: am 1. und 2. Tag 4- bis 5-mal einnehmen*

Sehnenscheidenentzündung, Tennisarm, Schulter-Arm-Schmerz

→ Prellung, Verstauchung, Zerrung, Sportverletzungen *S. 106*

wo oder warum	was	wie	wie noch	außerdem	MITTEL
abklingende Entzündung der Sehnen	**ziehende Schmerzen entlang der Sehnen, eingeschränkte Bewegung**	↓schwüles Wetter, Alkohol, viel Kaffee ↑frische Luft, Abkühlung	Krampfaderbildung mit Venenentzündung, Narbenschmerzen, spröde, brüchige Nägel	bewährt bei Dupuytren-Kontraktur der Hohlhand	**Acidum hydrofluoricum D 12 2-mal tägl. 5 Glob.** Seite 112
Sehnen- und Bänderreizung durch einseitige Belastung (Tennis, Golf), Verletzung	**Verkürzungsgefühl der Sehnen, Schmerzen mit Zerschlagenheitsgefühl**	↓Kälte, Nässe ↑vorsichtige Bewegung	lang anhaltender chronischer Entzündungsprozess, Achillessehnenentzündung	Tennisarm, Schmerzen an der Hand durch Golfen, „Schnappfinger“	**Ruta D 6 3-mal tägl. 5 Glob.** Seite 139
Sehnen- und Bänderreizung durch Nässe und körperliche Überanstrengung	**Schmerzen bei Bewegungsbeginn wie verrenkt, allmählich nachlassend**	↓feuchtkaltes Wetter, Ruhe ↑Wärme, fortgesetzte Bewegung	rheumatische Beschwerden an Muskeln, Sehnen und Gelenken, Ischiasschmerz	bewährt bei (Sport-)Verletzungen mit Dehnung, Zerrung, Prellung, bei Fibromyalgie	**Rhus toxicodendron D 12 2-mal tägl. 5 Glob.** Seite 139
Überanstrengung, Verschleißerscheinungen	**Nacken-Schulter-Schmerzen, auch entlang der Halswirbelsäule, Gefühl wie verrenkt**	↓Bewegung, Kälte	Schmerzen bis in die Finger, neuralgische Schmerzen, empfindliche Kopfhaut	Kopfschmerzen, Migräne durch Wirbelsäulenbeschwerden	**Lachnanthes D 6 3-mal tägl. 5 Glob.** Seite 131
Verschleißerscheinungen, Frühjahr und Herbst	**mehr linksseitige Schmerzen mit Taubheitsgefühl, nach rechts ausstrahlend**	↑3 Uhr nachts, morgens, fortgesetzte Bewegung	Nervenschmerzen im (linken) Arm mit Ameisenlaufen, steife Muskeln und Gelenke	auch bewährt bei Sehnenscheidenentzündung	**Hedera helix D 6 3-mal tägl. 5 Glob.** Seite 128

Ischiasschmerzen, Bandscheibenvorfall- Nachbehandlung

→ Unruhige Beine, Polyneuropathie *S. 91*

wo oder warum	was	wie	wie noch	außerdem	MITTEL
Überanstrengung, emotionale Ereignisse wie Ärger, Zorn	**plötzliche ziehende, krampfartige Schmerzen im Bein wie umklammert**	↓abends, Bewegung, Erschütterung ↑Abbiegen des Beines	Schmerzen, auch periodisch sich verstärkend mit Missempfindungen	Unruhe, gereizte Stimmung, verliert die Fassung wegen Kleinigkeiten	**Colocynthis D 6 3-mal tägl. 5 Glob.** Seite 123
Nässe und körperliche Überanstrengung	**schneidende, stechende Schmerzen bis in die Fußzehen**	↓Bewegung, nasskaltes Wetter ↑Wärme, Anziehen des Beines	das Bein fühlt sich wie taub an, schmerzhafte Muskelkrämpfe, Ameisenlaufen	bewährt bei Hexenschuss und Ischiasschmerz	**Gnaphalium D 6 3-mal tägl. 5 Glob.** Seite 127
Nässe und körperliche Überanstrengung, Bandscheibenvorfall	**ziehende Schmerzen, bei Bewegungsbeginn wie steif, allmählich nachlassend**	↓feuchtkaltes Wetter, Ruhe ↑Wärme, fortgesetzte Bewegung	Bewegungsdrang, rheumatische Beschwerden an Muskeln, Sehnen und Gelenken	bewährt bei (Sport-)Verletzungen mit Dehnung, Zerrung, Prellung, Tennisarm	**Rhus toxicodendron D 12 2-mal tägl. 5 Glob.** Seite 139
Überanstrengung, operativ versorgter Bandscheibenvorfall, Verletzungsfolgen	**großflächiger Bluterguss, Schmerzen und Schwellung des verletzten Bereichs**	↓Berührung, Bewegung ↑Ruhe	Schreck- und Schockfolgen, möchte allein gelassen werden	Bluthochdruck, Durchblutungsstörungen, Krampfadern mit offenem Bein	**Arnica D 6 3-mal tägl. 5 Glob.** Seite 116
Verletzungsfolgen, Nervenschäden durch Stoffwechselerkrankungen	**Taubheit der Beine mit Kältegefühl, Schmerzen wie Stromschläge**	↓Berührung, Kälte	neuralgische Beschwerden, Wirbelsäulenschmerzen	Kopfschmerzen, Benommenheitsgefühl	**Hypericum* D 6 3-mal tägl. 5 Glob.** Seite 129

** Hinweis: kann auch zusammen mit einem der genannten Mittel eingenommen werden*

Osteoporose-Vorbeugung, Osteoporoseschmerzen, Wirbelsäulenbeschwerden, Steißbein- und Wachstumsschmerzen

wo oder warum	was	wie	wie noch	außerdem	MITTEL
Knochen- und Bindegewebsschwäche, Osteoporose, Wachstumsschmerzen	**Schmerzen an der Wirbelsäule sowie in den Knochen und Gelenken**	↓Kälte, Wetterwechsel ↑warmes Wetter, frische Luft	Wirbelsäulenbeschwerden (M. Scheuermann), Knochenbrüche, nach Bandscheibenvorfall	Rachitisvorbeugung im Kindesalter, bei Konzentrationsschwäche und Kopfschmerzen	**Calcium phosphoricum D 12 2-mal tägl. 5 Glob.** Seite 119
Knochen- und Bindegewebsschwäche, Osteoporose-Vorbeugung	**Muskelschmerzen, Schwäche der Wirbelsäule, Einknicken der Fuß- Handgelenke**	↓Kälte, kaltes Wetter ↑Wärme, warme Anwendungen	Hände und Füße kaltschweißig, schmerzende Hühneraugen, alte Narben brechen auf	rasche Erschöpfung, Angst vor Misserfolgen, mangelndes Selbstvertrauen	**Silicea D 12 2-mal tägl. 5 Glob.** Seite 141
Verschleißerscheinung, mangelnde Bewegung	**tief sitzende Kreuz- und Rückenschmerzen mit Schweregefühl**	↓morgens, mangelnde Bewegung, Wärme ↑Kälte, frische Luft	Spannungs- und Schweregefühl der Beine, Besenreiser, Hämorrhoiden, Verstopfung	bewährt auch bei schwangerschaftsbedingten Venen- und Wirbelsäulenbeschwerden	**Aesculus D 6 3-mal tägl. 5 Glob.** Seite 113
Verschleißerscheinung, Überanstrengung	**ziehende, krampfende Muskel- und Rückenschmerzen**	↓abends, längeres Stehen ↑Wärme	Schmerzen im gesamten Verlauf der Wirbelsäule, Abnutzung der Bandscheiben	rheumatische Gelenkschmerzen mit Bewegungseinschränkung	**Paloondo D 6 3-mal tägl. 5 Glob.** Seite 136
Verletzung (Sturz, Schlag)	**Schmerzen am Steißbein**	↓abends, Sitzen, Berührung	Nägel brüchig und rissig, Haut über dem Schienbein trocken	auch bewährt beim Fersensporn	**Castor equi D 6 3-mal tägl. 5 Glob.** Seite 120

Unruhige Beine (Restless-Legs), Polyneuropathie (schmerzende Beine)

→ Ischiasschmerzen, Bandscheibenvorfall-Nachbehandlung *S. 89*

wo oder warum	was	wie	wie noch	außerdem	MITTEL
Kälte, Zugluft, seelische Ereignisse (Schock, Schreck)	**plötzliche, heftige, einschießende Schmerzen, Taubheitsgefühl, Ameisenlaufen**	↓abends, nachts, Berührung, Kälte ↑Schweißausbruch	unerträgliche Schmerzen, Hautfarbe blass oder rot, fühlt sich heiß an	Ängstlichkeit, innere Unruhe, großer Durst auf kalte Getränke	**Aconitum D 6 3-mal tägl. 5 Glob.** Seite 113
Stress, Ärger, Überanstrengung, Ernährungsfehler (Essen, Alkohol)	**Unruhe in den Beinen, Nervenschmerzen**	↓Kälte, Berührung, Anstrengung, Essen ↑abends, Bewegung	Schwäche und Zittern der Glieder, Zähneknirschen, nächtliches Aufschrecken	nervöse Unruhe mit Erschöpfung, Schlaflosigkeit, innere Anspannung	**Zincum metallicum D 12 2-mal tägl. 5 Glob.** Seite 145
Ernährungsfehler (Essen, Alkohol, Tabak), Durchblutungsstörungen	**starke Schmerzen mit bläulich-weißer Hautverfärbung, Kribbeln, Brennen**	↓Bewegung, Berührung, Wärme	Kopfschmerzen mit Schwindel, Muskelkrämpfe, auch in Fingern und Zehen, Ameisenlaufen	Karpaltunnelsyndrom mit Kribbeln in den Fingern, Durchblutungsstörungen	**Secale cornutum* D 6 3-mal tägl. 5 Glob.** Seite 140
Ernährungsfehler (Essen, Alkohol, Tabak), Durchblutungsstörungen	**stechende Schmerzen in den Beinen, Ameisenlaufen, Kältegefühl**	↓Kälte, langes Laufen	rheumatische Beschwerden der Wirbelsäule, vor allem im Kreuz-Lendenbereich	Druckgefühl auf der Brust und Herzenge, Magendrücken mit Aufstoßen	**Espeletia D 6 3-mal tägl. 5 Glob.** Seite 125
Verletzungsfolgen, Nervenschäden durch Stoffwechselerkrankungen	**Taubheit der Beine mit Kältegefühl, Schmerzen wie Stromschläge**	↓Berührung, Kälte	Nerven- und Kopfschmerzen, Benommenheit, infolge Kopf- und Nackenverletzungen	bewährt beim Karpaltunnelsyndrom mit Kribbeln in den Fingern	**Hypericum* D 6 3-mal tägl. 5 Glob.** Seite 129

* *Hinweis: kann auch zusammen mit einem der genannten Mittel eingenommen werden*

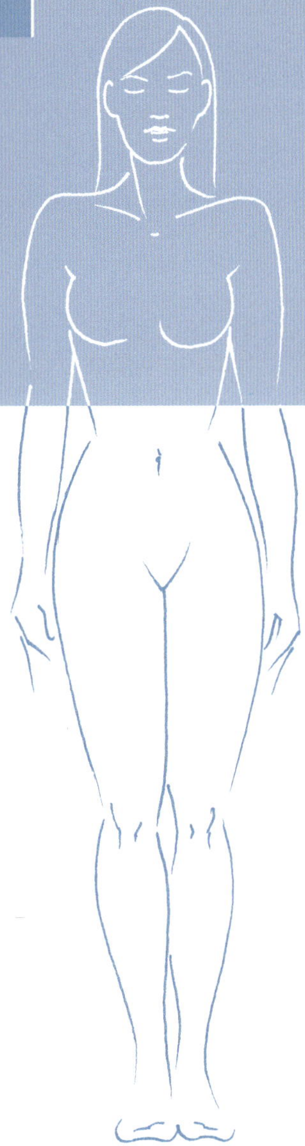

Haut, Haare, Nägel

Die Haut als Spiegel der Seele ist ein wichtiger Behandlungsansatz. Gerade Erkrankungen in diesem Bereich haben oft seelische Ursachen. In der Tat behandelt die Homöopathie Haut, Haare und Nägel im wahrsten Sinne des Wortes „von innen nach außen". Wobei sie die Symptome nicht unterdrückt, sondern ausgleichend und regulierend wirkt.

Akne, unreine Haut, Pickel

Hautunreinheiten haben oft mehrere Ursachen. Einerseits kann die Veranlagung zu unreiner Haut genetisch bedingt sein, andererseits spielen Ernährungsgewohnheiten eine Rolle. Zudem reagiert die Haut empfindlich auf Hormonumstellung. Vor allem Jugendliche leiden unter unreiner Haut und **Akne**. Aber auch während der Wechseljahre kann es zu erneutem Auftreten von **Pickeln** kommen.

Allergische Hautreaktionen, Nesselsucht

Häufig sind mehrere Auslöser für das Auftreten des juckenden Hautausschlags verantwortlich. Mit Hilfe der Homöopathie können Sie den Beschwerden wirkungsvoll begegnen. Wichtig dabei ist: Nehmen Sie Ihr Mittel nicht nur während der akuten Phase ein, sondern auch noch einige Wochen nach Abklingen der **allergischen Hautreaktion**.

Hautausschlag, Entzündung, Ekzem und Schrunden

Entzündungen der Haut wie auch **Ekzeme** sind Erkrankungen, die medizinisch abgeklärt werden sollten. Mit Hilfe der Homöopathie wird der Heilungsprozess Ihrer Haut wesentlich beschleunigt.

Bläschenausschlag

Sollten Sie auf Ihrer Körperhaut oder gar im Gesicht mehrere, in Gruppen stehende **Bläschen** feststellen, benötigen Sie unbedingt medizinische Hilfe! Diese Hauterkrankungen sind sehr ansteckend. Dennoch können Sie die Homöopathie auch in diesem Fall erfolgreich anwenden. Das Gleiche trifft auf den **Lippenherpes** zu. Mit der Homöopathie bekommen Sie nicht nur die akute Schwellung und die Schmerzen in den Griff; Sie erreichen auch, dass der Herpes seltener auftritt und möglicherweise irgendwann ganz verschwindet.

Warzen

Zu einem besonders gefragten und weit verbreitetem Thema gehören **Warzen**. Richten Sie sich darauf ein, dass gerade die harten, derben Warzen einer längerfristigen Behandlung bedürfen. Auch diese können mit Hilfe der Homöopathie beseitigt werden. Besonders schöne Behandlungserfolge erzielt man bei Warzen im Kindesalter.

Hautfältchen, Faltenbildung, Zellulitis

Wie jedes andere Organ, so ist auch die Haut Umwelteinflüssen und Stress ausgesetzt. Beides kann zu frühzeitigem Verschleiß führen. Mit dem richtigen Mittel fördern Sie die Regeneration der Haut.

Haarausfall, vorzeitiges Ergrauen, Schuppen

Gesundes Haar ist Ausdruck des inneren Wohlbefindens. Deshalb bedürfen alle Probleme im Zusammenhang mit Haarboden und Haarwachstum einer konsequenten innerlichen Behandlung.

Nagelbettentzündung, Nagelpilz, Wachstumsstörungen

Nagelpilz ist oft die Ursache für eine wiederkehrende **Nagelbettentzündung**, die mit starken Medikamenten behandelt werden muss. Beugen Sie dem vor, indem Sie Ihre Nägel pflegen und zur Unterstützung ein homöopathisches Mittel nehmen.

In diesem Kapitel

Haut

Haare

Nägel

Akne, unreine Haut, Pickel

→ Hautausschlag, Hautentzündung, Ekzem, Schrunden *S. 96*

wo oder warum	was	wie	wie noch	außerdem	MITTEL
Pubertät	**viele kleine Eiterpickel in Gesicht, Brust- und Rückenbereich und unter den Achseln**	↓Periodenblutung	Schmerzen in Hinterkopf und Nacken, zu früh einsetzende Periode, dunkelklumpiges Blut	bewährt bei der Akne junger Mädchen	**Juglans regia D 6 3-mal tägl. 5 Glob.** Seite 130
Pubertät, übermäßiger Konsum von Genussmitteln	**Mitesser, große abgekapselte und eiternde Pickel, die schmerzhaft sind**	↓Wärme ↑frische Luft	unreine Haut, Entzündungen heilen nur schwer ab, Pickel bleiben lange Zeit aktiv	Halslymphknoten schmerzhaft geschwollen, neigt zu Infekten mit Mandelentzündung	**Sulfur jodatum D 12 2-mal tägl. 5 Glob.** Seite 143
hormonelle Störung, Periodenblutung, Pubertät	**harte, zumeist abgekapselte, dunkel gefärbte Entzündungen bis tief in die Haut**	↓während der Periodenblutung	Akne im Gesicht, im Brust- und Rückenbereich, mehrere Pickel gehen ineinander über	abheilende Aknepusteln neigen zur Narbenbildung, verhärtete Narben mit Juckreiz	**Kalium bromatum D 6 3-mal tägl. 1 Tabl.** Seite 130
hormonelle Störung, Leberleiden, Essen von Fisch und Meeresfrüchten	**Mitesser, Pickel, Bläschen um den Mund, an Kinn und Lippen**	↓Periodenblutung, Wetterwechsel ↑Bewegung, körperliche Tätigkeit	pigmentreiches Gesicht, rissige Haut, übel riechender Achselschweiß, Senkungsgefühl	fühlt sich überfordert, missbraucht, geht auf Distanz zum Partner, sexuelle Abneigung	**Sepia D 12 2-mal tägl. 5 Glob.** Seite 141
hormonelle Störung, Periode, Wechseljahre	**Mitesser, Pusteln und Pickel bei empfindlicher Haut (Hormonschwankungen)**	↓nachts, warme Zimmerluft, fettes Essen, kalte Füße, Periodenblutung	auffallender Wechsel der Beschwerden sowohl körperlicher wie seelischer Art	wechselhafte, weinerliche Stimmung, möchte nicht alleine sein, friert ständig	**Pulsatilla D 12 2-mal tägl. 5 Glob.** Seite 138

Allergische Hautreaktion, Nesselsucht (Urticaria), Unverträglichkeitsreaktionen

wo oder warum	was	wie	wie noch	außerdem	MITTEL
Ursache oft nicht feststellbar	**Haut ist rot, heiß, teigig geschwollen, große Quaddeln, stechende Schmerzen**	↓Wärme, Berührung ↑kalte Auflagen, frische Luft	Ruhelosigkeit, Bewegungsdrang, Durstlosigkeit, Hitzegefühl der Haut	bewährt beim Quincke-Ödem mit Anschwellung der Augenlider, auch der Wangen	**Apis* D 6 3-mal tägl. 5 Glob.** Seite 115
Kontakt mit Meerestieren, Essen von Meeresfrüchten	**viele kleine Hautentzündungen wie nach Berühren von Brennnesseln**	↓Feuchtigkeit, Nässe, Berührung ↑Wärme	rheumatische Gelenkbeschwerden bei erhöhter Harnsäure	bewährt bei Unverträglichkeitsreaktionen auf Muscheln	**Urtica urens* D 6 3-mal tägl. 5 Glob.** Seite 144
Essen von Meeresfrüchten, Hitze, intensive Sonnenbestrahlung, seelische Konflikte	**mit scharfem Sekret gefüllte Hautpickel, roter Hof, entzündlich angeschwollen**	↓morgens, durch Anstrengung ↑Liegen, frische Luft	fettige Haut im Nasen- Kinn-Bereich, aufgesprungene Lippen, neigt zu Lippenherpes	bewährt bei Hitzepickeln und „Mallorca-Akne“	**Natrium chloratum D 12 2-mal tägl. 5 Glob.** Seite 134
Stress, Ärger, allopathische Arzneimittel, ungesunde Ernährungsweise	**Nesselsucht, Akne-ähnliche Hautentzündungen mit Pickeln, Juckreiz**	↓durch Kälte, morgens ↑Wärme	liebt Genussmittel, innere Anspannung, morgendliches Würgen und Erbrechen	bewährt bei Kosmetika- und Arzneimittelunverträglichkeit	**Nux vomica* D 6 3-mal tägl. 5 Glob.** Seite 135
Nahrungsmittelunverträglichkeit, ungesundeErnährung, auf Reisen	**Hautausschlag mit Rötung, Pickel, Juckreiz, weicher, stinkender Stuhlgang**	↓Nikotingenuss, Durchfall ↑Nahrungsverzicht	Appetitlosigkeit, Müdigkeit, allgemeine Leistungsschwäche, Verdauungsstörungen	zur Sanierung der Darmflora, Hautausschläge mit Verschlimmerung bei Durchfall	**Okoubaka* D 3 3-mal tägl. 5 Glob.** Seite 135

** Akutdosierung: am 1. und 2. Tag 4- bis 5-mal einnehmen*

Hautausschlag, Hautentzündung, Ekzem, Schrunden

wo oder warum	was	wie	wie noch	außerdem	MITTEL
Infekt, Kälte, Zugluft	**Hautentzündungen mit Eiter, stechende Schmerzen bei Berührung**	↓Berührung, kalte Luft ↑Wärmeanwendung	säuerlich, nach Käse riechende Absonderungen: Schleim, Schweiß, Eiter	neigt zu Sinusitis und Husten mit schwer löslichem, dick-gelblichem Schleim	**Hepar sulfuris D 12 2-mal tägl. 5 Glob.** Seite 128
Schilddrüsenunterfunktion, Entwicklungsverzögerung, Ernährungsfehler, zu dick	**nässendes Ekzem, übel riechende, gelbliche, klebrige Absonderung, Juckreiz**	↓Wärme, Kratzen, Waschen, Periodenblutung ↑frische Luft	trockene, raue, rissige Haut, anhaltende Entzündung, Schrunden, verhornte Nägel	bei Milchschorf, Neurodermitis, Windelausschlag, Übergewicht, gedrückter Stimmung	**Graphites D 12 2-mal tägl. 5 Glob.** Seite 127
seelische Ereignisse wie Ärger, Schreck, Abwehrschwäche, Erschöpfung, Winterhalbjahr	**blutig-schrundige oder nässende Hautausschläge, übel riechend**	↓kaltes Wetter, während der Periodenblutung, ↑Wärme, trockenes Wetter	Entzündungen an Haut-Schleimhaut-Übergängen (Nase, Mund, After)	bei Rissen an Fingerspitzen, Ohrläppchen, Übelkeit und Schwindel beim Fahren	**Petroleum D 12 2-mal tägl. 5 Glob.** Seite 136
Infektion, akute Entzündung, auch allergisch bedingt z. B. durch Waschmittel	**trockene oder nässende, stark entzündete Haut mit heftigem Juckreiz**	↓Wärme	allgemeine Erschöpfung, Heuschnupfen	bewährt bei entzündlich rheumatischen Schmerzen der Gelenke und der Wirbelsäule	**Cardiospermum* D 3 3-mal tägl. 5 Glob.** Seite 120
Infektion, chronische Entzündung, nach lang dauernder Kortisonanwendung	**trockene, schuppende, gerötete Haut Juckreiz, übel riechender Schweiß**	↓morgens, (Bett-)Wärme ↑Kälte	Hitzegefühl, stinkende Durchfälle abwechselnd mit Verstopfung, Afterschmerz	Hautausschläge, Stoffwechselerkrankung, Leberleiden, Hämorrhoiden, Krampfadern	**Sulfur** D 12 1-mal tägl. 5 Glob.** Seite 143

* *Hinweis: äußerliche Anwendung als Halicar-Salbe und -Creme*
** *Hinweis: Erstverschlimmerung möglich*

Bläschenausschlag (Lippenherpes, Gürtelrose)

wo oder warum	was	wie	wie noch	außerdem	MITTEL
Nässe und körperliche Überanstrengung, Infekt, Fieber: Lippenherpes, Gürtelrose	**kleine Bläschen, einzeln oder in Gruppen, juckende und brennende Schmerzen**	↓feuchtkaltes Wetter, Ruhe ↑Wärme, fortgesetzte Bewegung	Bläschen platzen, Flüssigkeit hell, allgemein starker Bewegungsdrang	rheumatische Schmerzen, bei Bewegungsbeginn wie steif, allmählich nachlassend	**Rhus toxicodendron D 12 2-mal tägl. 5 Glob.** Seite 139
Gürtelrose, hochakute Entzündung	**nässende Bläschen mit brennenden, bohrenden, „scharfen“ Schmerzen**	↓Kälte, kalte Luft, Berührung ↑im Freien	anhaltend starke Nervenschmerzen, Juckreiz der abheilenden Haut	bewährt bei ständigen Nervenschmerzen, auch als Spätfolgen	**Mezereum* D 12 2-mal tägl. 5 Glob.** Seite 134
Gürtelrose, abklingende Hautentzündung, Nervenentzündung	**Bläschen, die abtrocknen und Krusten bilden, stechende, einschießende Schmerzen**	↓Kälte, Wetterwechsel, Berührung ↑Schwitzen	rheumatische Beschwerden, Ziehen und Reißen, Nervenschmerzen und -entzündungen	Nervenschmerzen nach Gesichts- oder Gürtelrose, Augenentzündung	**Ranunculus* D 6 3-mal tägl. 5 Glob.** Seite 138
seelische Konflikte, Hitze, intensive Sonnenbestrahlung: Lippenherpes	**mit scharfem Sekret gefüllte Hautpickel, roter Hof, entzündlich angeschwollen**	↓morgens, durch Anstrengung ↑Liegen, frische Luft	fettige Haut im Nasen- Kinn-Bereich, aufgesprungene Lippen, neigt zu Lippenherpes	Grübeln über Vergangenes, Migräne, keine Gewichtszunahme trotz guten Appetits	**Natrium chloratum D 12 2-mal tägl. 5 Glob.** Seite 134
hormonelle Störung, Leberleiden, Essen von Meeresfrüchten: Lippenherpes	**Lippenbläschen, bläschenartiger Ausschlag um den Mund, unreine Haut**	↓Periodenblutung, Wetterwechsel ↑Bewegung, körperliche Tätigkeit	pigmentreiches Gesicht, rissige Haut, übel riechender Achselschweiß, Senkungsgefühl	fühlt sich überfordert, ist gleichgültig gegenüber dem Partner, sexuelle Abneigung	**Sepia D 12 2-mal tägl. 5 Glob.** Seite 141

** Hinweis: jeweils 3 Wochen lang einnehmen*

Warzen

wo oder warum	was	wie	wie noch	außerdem	MITTEL
Hände, Fußsohlen	**harte, verhornte, flache Warzen, schmerzhafte Hornhautschwielen an Händen, Füßen**	↓saure Speisen, Wein, Temperaturextreme ↑Ruhe	Hühneraugen, neigt zu Nagelpilz, verhornte, gespaltene Nägel	bewährt bei Dornwarzen	**Antimonium crudum D 12 2-mal tägl. 5 Glob.** Seite 115
Hände, Gesicht	**harte, gezackte, rissige Warzen, reißen ein und bluten**	↓Kälte, Zugluft, am frühen Morgen, vor und während der Periode ↑Wärme	trocken-schuppende, rissige Haut, Ekzem, Wundheilungsstörung	bewährt bei Narben, auch durch Verbrühungen, Verbrennungen	**Causticum D 12 2-mal tägl. 5 Glob.** Seite 120
Hände, Füße, Gesicht	**kleine, flache, hautfarbene, in Gruppen stehende Warzen, „Dellwarzen“**	↓Anstrengung	Warzen zeigen keine Verhornungstendenz	bewährt bei Schwimmbadwarzen, bei Warzen junger Mädchen in der Pubertät	**Ferrum picrinicum D 6 3-mal tägl. 5 Glob.** Seite 126
Gesicht, Körperöffnungen	**große, rissige, leicht blutende, weiche Warzen, splitterartige Schmerzen**	↓abends, nachts, durch Nässe	Hautrisse und Entzündungen an Lippen, Mundwinkeln, After, säuerliche Schweiße	Erkältungsanfälligkeit, neigt zu Harnwegsinfekten, große Angst um die Gesundheit	**Acidum nitricum D 12 2-mal tägl. 5 Glob.** Seite 112
ganzer Körper	**große, einzelne oder mehrere, weiche, gestielte, bräunliche Warzen**	↓Gewitter, Sturm, Nässe, Nebel	fettig-schweißige Haut, Gebärmutter- und Darmpolypen, Gelenkbeschwerden	ständig in Eile, hastig, viele Ideen, Angst um die Zukunft, fürchtet den Misserfolg	**Thuja D 12 2-mal tägl. 5 Glob.** Seite 144

Hautfältchen, Faltenbildung, Zellulitis

wo oder warum	was	wie	wie noch	außerdem	MITTEL
Knochen- und Bindegewebsschwäche	**würfelartige Falten unter den Augenlidern, zunehmende Faltenbildung**	↓feuchtheißes Wetter, Kälte, Wetterawechsel ↑Wärme, Essen	Bindegewebe allgemein schlaff werdend, Nagelwachstumsstörungen, Krampfadern	gut zur Behandlung von Narben und Schwangerschaftsstreifen; hält die Brüste straff	**Calcium fluoratum D 12 2-mal tägl. 5 Glob.** Seite 119
Knochen- und Bindegewebsschwäche	**viele kleine Fältchen, „Krähenfüße", Bindegewebe verliert an Elastizität**	↓Kälte, kaltes Wetter ↑Wärme, warme Anwendungen	alte Narben schmerzen, Muskelschmerzen mit Schwächegefühl der Wirbelsäule	Hände und Füße kaltschweißig, schmerzende Hühneraugen	**Silicea D 12 2-mal tägl. 5 Glob.** Seite 141
Stoffwechselstörungen, Ernährungsfehler, mangelnde Bewegung	**Gewebe wie aufgequollen, teigig, bildet Dellen beim geringsten Druck**	↓Anstrengung, Kälte, Nässe ↑trockenes Wetter, Wärme	liebt Eiergerichte und Süßspeisen, kann trotz Übergewicht nur schwer darauf verzichten	mangelnde Leistungsfähigkeit, oft ängstlich, schüchtern, beständig erkältet	**Calcium carbonicum D 12 2-mal tägl. 5 Glob.** Seite 119
Schilddrüsenunterfunktion, Stoffwechselstörungen, mangelnde Bewegung	**Haut wie derb, lederartig, tiefe Falten, anfällig gegen Entzündungen, Übergewicht**	↓nach dem Schlaf, Periodenblutung ↑frische Luft	raue, rissige Haut, Schrunden, verhornte Nägel, neigt zu wulstigen Narben	gedrückte Stimmungslage, die tägliche Arbeit geht langsam voran, ohne inneren Antrieb	**Graphites D 12 2-mal tägl. 5 Glob.** Seite 127
Stoffwechselstörungen, Lymphstauungen, auch nach Operation	**aufgeschwemmt wirkendes, wasserreiches Gewebe, fühlt sich teigig an**	↓morgens, Feuchtigkeit, Nebel, Kälte ↑Wärme	schleimiger Husten, morgendliche Durchfälle, Muskel- und Gelenkschmerzen	gereizte Stimmung, Kopfschmerzen nach jahrelang zurückliegendem Unfall	**Natrium sulfuricum D 12 2-mal tägl. 5 Glob.** Seite 134

Haarprobleme (Haarausfall, vorzeitiges Ergrauen, Schuppen)

wo oder warum	was	wie	wie noch	außerdem	MITTEL
Folgen einer Allgemeinerkrankung	**diffuser oder kreisrunder Haarausfall, frühzeitiges Ergrauen**	↓spätnachmittags, Wärme, Schwüle ↑frische Luft, Kühle	trotz Heißhunger rasch gesättigt, Verlangen nach Süßem und Warmem, Blähungen	Vergesslichkeit, mangelndes Selbstvertrauen, duldet keinen Widerspruch	**Lycopodium D 12 2-mal tägl. 5 Glob.** Seite 132
Erschöpfung, Folgen einer Allgemeinerkrankung	**Kopfhaut juckt, brennt, stark schuppend, kreisrunder Haarausfall**	↓um Mitternacht, Kälte ↑Wärme, warme Getränke	starkes Durstgefühl, Speisengerüche rufen Ekel hervor, Durchfallneigung	innere Unruhe mit Angstgefühl, auch um die Gesundheit, Hang zum Perfektionismus	**Arsenicum album D 12 2-mal tägl. 5 Glob.** Seite 116
Erschöpfung, seelische Konflikte	**frühzeitiges Ergrauen, diffuser Haarausfall, Ausfall der Barthaare**	↓Licht, Lärm, Kälte ↑Wärme	kann sich nicht konzentrieren, wie benommen, Schwindel, Kopfdruck	fühlt sich wie ausgelaugt, großes Ruhe- und Schlafbedürfnis	**Acidum phosphoricum D 12 2-mal tägl. 5 Glob.** Seite 112
seelische Konflikte	**kompletter Haarverlust, Kopfschuppen, Augenbrauen und Wimpern fallen aus**	↓nachts, Kälte, emotionale Ereignisse, Sex	Bauchkrämpfe nach emotionalen Ereignissen, neigt zu Narben bildenden Schnittwunden	fühlt sich im Inneren verletzt und gekränkt, ist sehr empfindsam, nachtragend	**Staphisagria D 12 2-mal tägl. 5 Glob.** Seite 142
seelische Konflikte, nach Entbindung	**Geheimratsecken, Stirn wird „höher", Schamhaare fallen aus**	↓morgens, durch Anstrengung ↑Liegen, frische Luft	Migräne, mangelnde Gewichtszunahme bei gutem Appetit, fettige, unreine Haut	Grübeln über Vergangenes, will alleine sein und nicht getröstet werden	**Natrium chloratum D 12 2-mal tägl. 5 Glob.** Seite 134

Probleme mit den Nägeln (Nagelwachstumsstörungen, Nagelpilz, Nagelbettentzündung)

wo oder warum	was	wie	wie noch	außerdem	MITTEL
gespaltene Nägel	**dick, hart, hornig, tiefe Längsspalten**	↓saure Speisen, Wein, Temperaturextreme ↑Ruhe	Hornhautschwielen, Dornwarzen, Hühneraugen, neigt zu Nagelpilz	neigt zu Übergewicht und zu Stoffwechselstörungen	**Antimonium crudum D 12 2-mal tägl. 5 Glob.** Seite 115
verkrüppelte Nägel, Lymphstauungen, auch nach Operation	**brüchig, spröde, Rillenbildung**	↓schwüles Wetter, Alkohol, viel Kaffee ↑frische Luft, Abkühlung	Krampfaderbildung mit Venenentzündung, Narbenschmerzen	unruhig, hastig, danach erschöpft, trotz guten Appetits keine Gewichtszunahme	**Acidum hydrofluoricum D 12 2-mal tägl. 5 Glob.** Seite 112
eingewachsene Nägel, Schilddrüsenunterfunktion, Ernährungsfehler, Übergewicht	**abblätternde, verhornte Nägel, dick, hart**	↓nach dem Schlaf, Periodenblutung ↑frische Luft	trockene, raue, rissige Haut, anhaltende Entzündung, Schrunden	gedrückte Stimmungslage, die tägliche Arbeit geht langsam voran	**Graphites D 12 2-mal tägl. 5 Glob.** Seite 127
akute Entzündung, eingewachsene Nägel	**Eiterung, stechende Schmerzen, geringste Berührung schmerzt**	↓Berührung, kalte Luft ↑Wärmeanwendung	Hauteiterungen, säuerlich, nach Käse riechende Absonderungen: Schleim, Schweiß, Eiter	Empfindlichkeit gegen Kälte und Zugluft, neigt zu stark schleimigen Atemwegsinfekten	**Hepar sulfuris* D 12 2-mal tägl. 5 Glob.** Seite 128
Nagelpilz, verkrüppelte Nägel, chronische Entzündung	**Rillenbildung, eingewachsener Nagel, Niednagel, Nagelbettentzündung**	↓Kälte, kaltes Wetter ↑Wärme, warme Anwendungen	Hände und Füße kaltschweißig, Hühneraugen, Einknicken der Fuß- und Handgelenke	Muskelschmerzen, Schwächegefühl entlang der Wirbelsäule	**Silicea D 12 2-mal tägl. 5 Glob.** Seite 141

** Akutdosierung: am 1. und 2. Tag 4- bis 5-mal einnehmen*

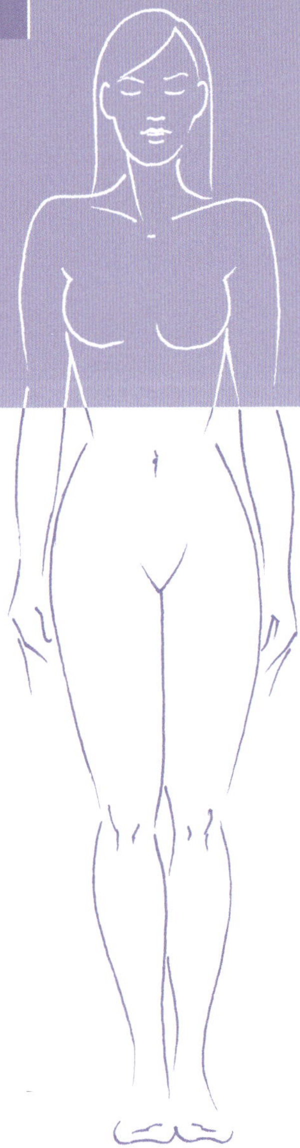

Erste Hilfe

Für alle Notfälle gilt: Fordern Sie umgehend medizinische Hilfe an, wenn es sich um eine schwer einschätzbare Situation handelt oder wenn der Verunglückte nicht ansprechbar ist! Bei leichteren Unfällen können Sie die Homöopathie als Erste-Hilfe-Maßnahme einsetzen. Das gilt auch für die Nachbehandlung von Verletzungen und Operationen.

Akute Verletzungen

Dazu zählen offene **Wunden, Knochenbrüche** oder **Sportunfälle.** Blutungen können viele Ursachen haben. Je nachdem, ob ein Stoß oder Schlag der Auslöser war, ob Sie sich geschnitten haben, unter Nasenbluten leiden oder ob Hämorrhoiden Ihr Problem sind, wählen Sie das entsprechende Mittel aus. Wichtig: Bei anhaltender Blutung, insbesondere aus dem Mund, aus dem Ohr oder aus dem Genitale, ist umgehende medizinische Hilfe notwendig. Das Gleiche gilt für einen Bruch. Nachdem der Knochenbruch (Fraktur) durch eine Röntgenaufnahme bestätigt und das verletzte Körperteil mittels Gips oder Schienung ruhig gestellt wurde, können Sie den Heilungsprozess mit Hilfe eines homöopathischen Mittels entscheidend beschleunigen. Das betrifft sowohl den Schmerz als auch die Schwellung und die Bruchheilung, z. B. wenn eine Metallplatte eingesetzt werden musste.

Operative Eingriffe, Gelenkspiegelung

Mit der Homöopathie haben Sie eine bewährte Möglichkeit, den Heilungsverlauf von operativen Eingriffen günstig zu beeinflussen. Unabhängig davon, ob es sich dabei um eine **zahnärztliche Operation** (z. B. Extraktion der Weisheitszähne), um eine **Kniegelenk- oder Schultergelenkspiegelung** handelt oder um einen **Dammschnitt** nach der Entbindung – mit Hilfe der Homöopathie heilt die Wunde schneller und komplikationsloser. Auch wenn eine Risswunde genäht werden muss oder wenn ein Organ entfernt wird (z. B. Gebärmutter oder Prostata), lassen sich die Schmerzen durch das richtige homöopathische Mittel zuverlässig lindern und chemisch-synthetische Schmerzmittel einsparen. Blutergüsse werden schneller abgebaut, und sogar Narkosefolgen können homöopathisch erfolgreich gelindert werden.

Narben, Narbenbeschwerden

Narben, die homöopathisch behandelt werden, sind kosmetisch ansprechender und machen hinterher weniger Beschwerden. Wichtig: Vermeiden Sie eine Dehnung des operierten Gewebebereichs, um die Gefahr eines Narbenbruchs zu reduzieren. Auch witterungsbedingte **Narbenschmerzen** können mit Hilfe der Homöopathie ausgeheilt werden.

Unfälle

Stumpfe Verletzungen wie **Prellung, Verstauchung, Zerrung, Bänderriss** oder dergleichen werden Ihnen öfter begegnen. Typisch sind anhaltende Schmerzen und eine starke Bewegungseinschränkung. Der Bluterguss hält über Tage an und wechselt die Farbe von blau nach grün-gelb. Um einen Knochenbruch zuverlässig auszuschließen, sollten Sie medizinische Hilfe in Anspruch nehmen.
Die Homöopathie trägt zur Schmerzlinderung bei, lässt die verletzte Stelle abschwellen und sorgt für baldige Wiederherstellung der Beweglichkeit.

Hitze- und kältebedingte Notfälle

Mit **Verbrennungen** ist nicht zu Spaßen. Je nach Ausmaß und Schwere müssen sie medizinisch behandelt werden. Sie können aber zusätzlich ein homöopathisches Mittel anwenden, um die Schmerzen zu lindern und die Heilung zu beschleunigen. Das Gleiche gilt für **starke Unterkühlungen und Erfrierungen.**

In diesem Kapitel

Knochenbrüche, Knochenverletzungen, Skiunfall

wo oder warum	was	wie	wie noch	außerdem	MITTEL
Knochen und Weichteile: Verletzung wie Stoß, Schlag, Sturz	**Bluterguss, zunehmende Schmerzen und Schwellung des verletzten Bereichs**	↓Berührung, Bewegung ↑Ruhe	Schreck- und Schockfolgen, möchte allein gelassen werden	bewährt bei Muskelkater und spontanem Nasenbluten	**Arnica* D 6 3-mal tägl. 5 Glob.** Seite 116
Knochen und Knochenhaut: Verletzung wie Stoß, Schlag, Sturz	**Knochenprellung, starke, anhaltende Schmerzen, fühlt sich wie zerschlagen**	↓Kälte, Nässe ↑vorsichtige Bewegung	entzündete Knochenhaut, verzögerte Heilung, Gefühl wie verkürzte Sehnen	Tennisarm, Schmerzen an der Hand durch Golfen, Achillessehnenentzündung	**Ruta* D 6 3-mal tägl. 5 Glob.** Seite 139
Nervengewebe: Verletzung wie Stoß, Schlag, Sturz	**einschießende Nervenschmerzen, Taubheitsgefühl und Missempfindungen**	↓Berührung, Kälte, Wetterwechsel	Kopfschmerzen, Benommenheitsgefühl, Schwindelgefühl, auch nach Kopfprellung	bewährt bei Nervenschmerzen an den Druckstellen des eingegipsten Bereichs	**Hypericum* D 6 3-mal tägl. 5 Glob.** Seite 129
Knochenbruch: nach chirurgischer Versorgung, nach Setzen eines Zahnimplantats	**zur Anregung der Knochenheilung**	↑Ruhe	anhaltende Schmerzen, auch durch Bluterguss, Bewegungseinschränkung	bewährt beim so genannten Ermüdungsbruch der Sportler	**Symphytum D 6 3-mal tägl. 5 Glob.** Seite 143
Knochenbruch: nach chirurgischer Versorgung	**verzögerte Knochenheilung, nach Ruhigstellung mit Metallplatte oder Nagelung**	↓Kälte, Wetterwechsel ↑warmes Wetter, frische Luft	Schmerzen an der Wirbelsäule sowie in den Knochen und Gelenken	Osteoporosevorbeugung und Schmerzbehandlung, nach Bandscheibenvorfall	**Calcium phosphoricum D 12 2-mal tägl. 5 Glob.** Seite 119

** Akutdosierung: am 1. und 2. Tag 4- bis 5-mal anwenden*

Wunden, Verletzungen

wo oder warum	was	wie	wie noch	außerdem	MITTEL*
Überanstrengung, Verletzung wie Schlag, Stoß, Sturz, Quetschung	**Blutungen aller Art, großflächiger Bluterguss, Muskelkater, Zerschlagenheitsgefühl**	↓Berührung, Bewegung ↑Ruhe	Schreck- und Schockfolgen, möchte allein gelassen werden	bei Muskelkater, „geplatztem Äderchen“ im Auge, Folgen eines Schlaganfalls	**Arnica* D 6 3-mal tägl. 5 Glob.** Seite 116
Überanstrengung, Verletzung (Schlag, Stoß, Sturz, Quetschung, Entbindung)	**kleinere Blutergüsse, Hauteinblutungen, blaue Flecken, verletzte Haut entzündet sich**	↓nachts, morgens ↑Bewegung	Zerschlagenheits- und Wundheitsgefühl, Muskelschmerzen, Rheuma	bewährt zur Wundheilung nach Entbindung und zur Rückbildung der Gebärmutter	**Bellis perennis* D 6 3-mal tägl. 5 Glob.** Seite 117
Geburtsverletzungen, Risswunden, Wunden mit Hautverlust, Hautverlust, Hauttransplantat	**verzögerte Wundheilung, Vermeidung wulstiger Narben nach Entbindung**	↓feuchtes, drückendes Wetter, Kälte, Bewegung	Verletzung der Geburtswege (Zangengeburt, verzögerter Geburtsverlauf)	Wundbereich neigt zu Entzündung und Eiterung, schlechte Heilungstendenz	**Calendula* D 6 3-mal tägl. 5 Glob.** Seite 119
Schnittwunden (Operation, Messerschnitt, Glasscherben), Geburtsverletzung	**Schnittwunden, Operationswunden, auch nach Kaiserschnitt, nach Dammschnitt**	↓nachts, Kälte, emotionale Ereignisse	Schmerzen, hohe Berührungsempfindlichkeit im verletzten Bereich	fühlt sich auch im Inneren verletzt, ist sehr empfindsam, nachtragend	**Staphisagria* D 6 3-mal tägl. 5 Glob.** Seite 142
Biss- und Stichverletzung, (Dornen, Nadeln, Insektenstich, Zeckenstich)	**punktförmige Verletzungen, zur Vermeidung von Entzündungen**	↓warme Anwendungen, Bewegung ↑kalte Anwendungen	Bluterguss im Augenbereich („blaues“ Auge)	Gelenkschwellungen mit Hitze und Brennen, Gichtknoten an den Fingern	**Ledum* D 6 3-mal tägl. 5 Glob.** Seite 131

** Akutdosierung: am 1. und 2. Tag 4- bis 5-mal anwenden*

Prellung, Verstauchung, Zerrung, Bänderriss, Sportverletzungen

wo oder warum	was	wie	wie noch	außerdem	MITTEL
Verletzung wie Stoß, Schlag, Sturz	**Bluterguss, zunehmende Schmerzen und Schwellung des verletzten Bereichs**	↓Berührung, Bewegung ↑Ruhe	Schreck- und Schockfolgen, möchte allein gelassen werden	Bluthochdruck, Durchblutungsstörungen, Krampfadern, Muskelkater	**Arnica* D 6 3-mal tägl. 5 Glob.** Seite 116
Schleudertrauma, Folgen von Gehirnerschütterung	**Kopf- und Nackenschmerzen, Schwindel, starke Verspannungen**	↓Berührung, Kälte, Wetterwechsel	anhaltendes Taubheitsgefühl, einschießende Nervenschmerzen	Kribbeln und Schweregefühl in den Armen und Beinen	**Hypericum* D 6 3-mal tägl. 5 Glob.** Seite 129
Sehnen- und Bänderverletzung	**ziehende Schmerzen, bei Bewegungsbeginn verstärkt, starke Schwellung**	↓feuchtkaltes Wetter, Ruhe ↑Wärme, fortgesetzte Bewegung	starker Bewegungsdrang, innere Ruhelosigkeit	bewährt bei (Sport-)Verletzungen mit Dehnung, Zerrung, Prellung	**Rhus toxicodendron D 12 3-mal tägl. 5 Glob.** Seite 139
Sehnen-, Bänder- und Knochenverletzung	**Knochenprellung, starke, anhaltende Schmerzen, fühlt sich wie zerschlagen**	↓Kälte, Nässe ↑vorsichtige Bewegung	verletztes Körperteil fühlt sich an wie gelähmt	bewährt bei Bänderriss (Sprunggelenk, Achillessehne)	**Ruta* D 6 3-mal tägl. 5 Glob.** Seite 139
Rippen-, Brustkorbprellung, angebrochene Rippe	**stechende Schmerzen, jegliche Bewegung wird vermieden**	↓Bewegung, Berührung, Wetterumschwung ↑Schweißausbruch, kalte Anwendungen	Muskeln schmerzhaft verspannt, wie steif, kann vor Schmerzen kaum atmen	gereizte, ärgerliche Stimmung, will seine Ruhe haben	**Bryonia* D 6 3-mal tägl. 5 Glob.** Seite 118

** Akutdosierung: am 1. und 2. Tag 4- bis 5-mal anwenden*

Hitze- und kältebedingte Notfälle, z. B. Sonnenbrand, Verbrennungen, Verbrühungen, Erfrierungen

wo oder warum	was	wie	wie noch	außerdem	MITTEL
Überhitzung, Sonnenbestrahlung, Verbrennung, Sonnenstich	**hochrot entzündete Haut mit Brennschmerz, klopfende Schmerzen**	↓Berührung, Geräusche, Licht	plötzlich auftretendes Fieber, hochrotes, heißes Gesicht, klopfende Schmerzen	bewährt bei allen akuten Hautentzündungen vergleichbar einem Sonnenbrand	**Belladonna* D 6 3-mal tägl. 5 Glob.** Seite 117
Verbrennung, Verbrühung	**Bildung von kleinen und größeren Brandblasen, die ineinander übergehen**	↓Berührung, Bewegung, kaltes Wasser, Kaffee ↑Wärme, Ruhe	stark brennende Schmerzen, wie Feuer, auch durch Quallen	bewährt zur Vermeidung von Verbrennungsschäden der Haut	**Cantharis* D 6 3-mal tägl. 5 Glob.** Seite 119
Kälte, Nässe, Kälteurticaria	**Nesselausschlag, Quaddelbildung der Haut mit Schmerzen und Juckreiz**	↓Kälte, Nässe ↑Wärme	Infektanfälligkeit, schmerzende, harte Muskelverhärtungen, Glieder wie zerschlagen	auffallender Wechsel von Durchfall und Rheuma, Asthma mit Hautausschlag	**Dulcamara* D 6 3-mal tägl. 5 Glob.** Seite 124
Kälteschäden (Erfrierungen, Frostbeulen)	**Gefühl wie Eisnadeln in der Haut, Schmerzen, Missempfindungen, Schwellung**	↓nachts, morgens, Kälte, Genussmittel, seel. Ereignisse ↑Bewegung im Freien	Zuckungen der Augenlider und Muskeln, wie mit Stromstößen	innere Unruhe, Bewegungsdrang, kann nicht still sitzen, sich nicht konzentrieren	**Agaricus D 12 3-mal tägl. 5 Glob.** Seite 113
Kälteschäden (Erfrierungen, Frostbeulen)	**Kältegefühl an Fingern und Zehen, wie erfroren, bläulich-rötliche Hautverfärbung**	↓Kälte, Nässe ↑Wärme	Durchblutungsstörungen an Fingern und Zehen	körperliche Schwäche nach durchgemachter Erkrankung, Abmagerung trotz Appetit	**Abrotanum** D 3 3-mal tägl. 5 Glob.** Seite 112

* *Akutdosierung: am 1. und 2. Tag 4- bis 5-mal anwenden*
** *Hinweis: als Salbe zur äußerlichen Unterstützung*

Narben, Narbenbeschwerden

wo oder warum	was	wie	wie noch	außerdem	MITTEL
Nervenschädigung durch Operation, Verletzung	**einschießende Nervenschmerzen, Taubheitsgefühl und Missempfindungen**	↓Berührung, Kälte, Wetterwechsel	Kopfschmerzen, Benommenheitsgefühl, Schwindelgefühl, auch nach Kopfprellung	bewährt zur Begleitbehandlung bei Borreliose bedingten Beschwerden	**Hypericum D 6 3-mal tägl. 5 Glob.** Seite 129
Knochen- und Bindegewebsschwäche, Operation, Verletzung	**Beschleunigung der Narbenheilung, zur Erzielung kosmetisch ästhetischer Narben**	↓feuchtheißes Wetter, Kälte, Wetterwechsel ↑Wärme, Essen	Juckreiz im Narbenbereich, Haarausfall, Schweregefühl der Beine, Krampfadern	Schmerzen der Muskeln, Gelenke und der Wirbelsäule, steifer Rücken, Bandscheibenvorfall	**Calcium fluoratum D 12 2-mal tägl. 5 Glob.** Seite 119
Knochen- und Bindegewebsschwäche, Operation, Verletzung, Leistenbruch	**alte Narben brechen auf und schmerzen, Bindegewebe verliert an Elastizität**	↓Kälte, kaltes Wetter ↑Wärme, warme Anwendungen	Wirbelsäulenschmerzen, Einknicken der Hand- und Fußgelenke, Hühneraugen	Erkältungs- und Entzündungsneigung, Hände und Füße kaltschweißig	**Silicea D 12 2-mal tägl. 5 Glob.** Seite 141
innere Verwachsungen, nach mehreren Operationen, Bauchspiegelung	**wulstige Narben, die sich entzünden, Haut wie derb, lederartig, tiefe Falten**	↓nach dem Schlaf, Periodenblutung ↑frische Luft	harter, knotiger Stuhl, übel riechende Blähungen, Einrisse am After, Hämorrhoiden	entzündliche, nässende Hautausschläge, übel riechende Absonderungen, verhornte Nägel	**Graphites D 12 2-mal tägl. 5 Glob.** Seite 127
Verbrühungen, Verbrennungen, Hautschäden durch Bestrahlung	**Wundheilungsstörungen bei Verbrennungsnarben, Funktionsstörung der Haut**	↓Kälte, Zugluft, am frühen Morgen, vor und während der Periode ↑Wärme	lähmungsartige Schwäche im Bereich der Narbe bzw. der Gliedmaßen	bewährt bei Narbenverhärtungen wie Dupuytren-Kontraktur der Hohlhand	**Causticum D 12 2-mal tägl. 5 Glob.** Seite 120

**Hinweis: Narben örtlich mit Johanniskraut-Öl einreiben, 2-mal täglich*

Operative Eingriffe, Gelenkspiegelung (Arthroskopie)

→ Narben, Narbenschmerzen *S. 108*

wo oder warum	was	wie	wie noch	außerdem	MITTEL
Schnittwunden (Operation, Entbindung)	**zur optimalen Verheilung von Schnittwunden**	↓nachts, Kälte, emotionale Ereignisse	Schmerzen, Berührungsempfindlichkeit, auch nach Kaiserschnitt oder Dammschnitt	fühlt sich auch im Inneren verletzt, ist sehr empfindsam, nachtragend	**Staphisagria* D 6 3-mal tägl. 5 Glob.** Seite 109
großflächiger Bluterguss nach operativem oder Kieferchirurgischem Eingriff	**Bluterguss, zunehmende Schmerzen und Schwellung des verletzten Bereichs**	↓Berührung, Bewegung ↑Ruhe bessert	Schreck- und Schockfolgen, möchte allein gelassen werden	bewährt nach Gefäßoperationen, Bypass, Herzkatheteruntersuchungen	**Arnica* D 6 3-mal tägl. 5 Glob.** Seite 116
Nervenverletzung nach Eingriff, nach einer Rückenmarkspunktion	**einschießende Nervenschmerzen, Taubheitsgefühl und Missempfindungen**	↓Berührung, Kälte, Wetterwechsel	Kopfschmerzen, Benommenheitsgefühl, Schwindelgefühl, auch nach Kopfprellung	Nervenschmerzen an den Druckstellen durch operationsbedingte Lagerung	**Hypericum* D 6 3-mal tägl. 5 Glob.** Seite 129
nach Hauttransplantat, nach Entbindung	**Wunden mit Hautverlust, zur Beschleunigung der Wundheilung, antientzündlich**	↓feuchtes, drückendes Wetter, Kälte, Bewegung	Wundbereich neigt zu Eiterung, schlechte Heilungstendenz, wulstige Narbenbildung	bewährt nach Verletzung der Geburtswege, neigt zu Narbenschmerzen	**Calendula* D 6 3-mal tägl. 5 Glob.** Seite 119
anhaltende Schmerzen nach dem Eingriff, nach Entbindung	**unerträgliche Schmerzen, kommend und gehend, rotes, schwitzendes Gesicht**	↓Aufregung, Kaffee, Wärme, nachts ↑lokale Wärme	hohe Schmerzempfindlichkeit, kann die Schmerzen nicht mehr ertragen	ärgerliche, gereizte Stimmung, unleidig	**Chamomilla* D 6 3-mal tägl. 5 Glob.** Seite 121

** Akutdosierung: am 1. und 2. Tag 4- bis 5-mal anwenden*

3. Mittelbeschreibungen von A bis Z

In diesem Teil des Quickfinders finden Sie alle homöopathischen Arzneimittel, aufgelistet in alphabetischer Reihenfolge, die Sie bereits im vorhergehenden Kapitel bei den einzelnen Indikationen und Beschwerden kennen gelernt haben. Sie werden vielleicht erstaunt sein, wie groß die Bandbreite und die Einsatzmöglichkeiten der einzelnen Mittel sein können.

Wenn Sie beispielsweise aufgrund akuter Halsschmerzen und plötzlichem Fieber Belladonna, die Tollkirsche, als Ihr Mittel ausgewählt haben (siehe Seite 117) und sich nun die Mittelbeschreibung durchlesen, stoßen Sie auf eine Besonderheit der Homöopathie. Sie finden unter Belladonna nicht etwa eine Auflistung von einzelnen Symptomen, sondern die Beschreibung eines bestimmten Patienten. Und Sie werden feststellen, dass bei diesem Patienten ganz unterschiedliche Erkrankungen und Beschwerden bestehen können. Da wird sowohl das Fieber beschrieben wie auch Hals- und Ohrenschmerzen. Daneben finden Sie krampfartige Unterbauchbeschwerden und Sonnenbrand. So befremdlich das zunächst auch erscheinen mag – das hängt mit den Grundprinzipien der Homöopathie zusammen (siehe Seite 8 ff.).

Ein Symptom allein reicht nicht aus, um zu dem passenden Mittel zu gelangen. Wenn Sie sich also die Beschreibung eines homöopathischen Mittels aufmerksam durchlesen, gewinnen Sie einen Einblick in dessen umfassende Wirkung. Dabei gibt es Mittel, die sehr ausführlich beschrieben werden, weil sie ein großes Wirkungsspektrum abdecken. Zu diesen zählt auch Belladonna. Daneben werden Sie auch Mittel mit einer kürzeren Beschreibung finden, weil diese nur auf ein oder zwei Organbereiche einwirken. Zu dieser Gruppe gehört beispielsweise Allium cepa, die Küchenzwiebel (siehe Seite 114). Deshalb wird in der Homöopathie von großen und von kleinen Mitteln gesprochen.

Wichtig: Durch die Potenzierung wird aus der giftigen Ausgangssubstanz, dem Tier oder der Pflanze erst das Heilmittel.

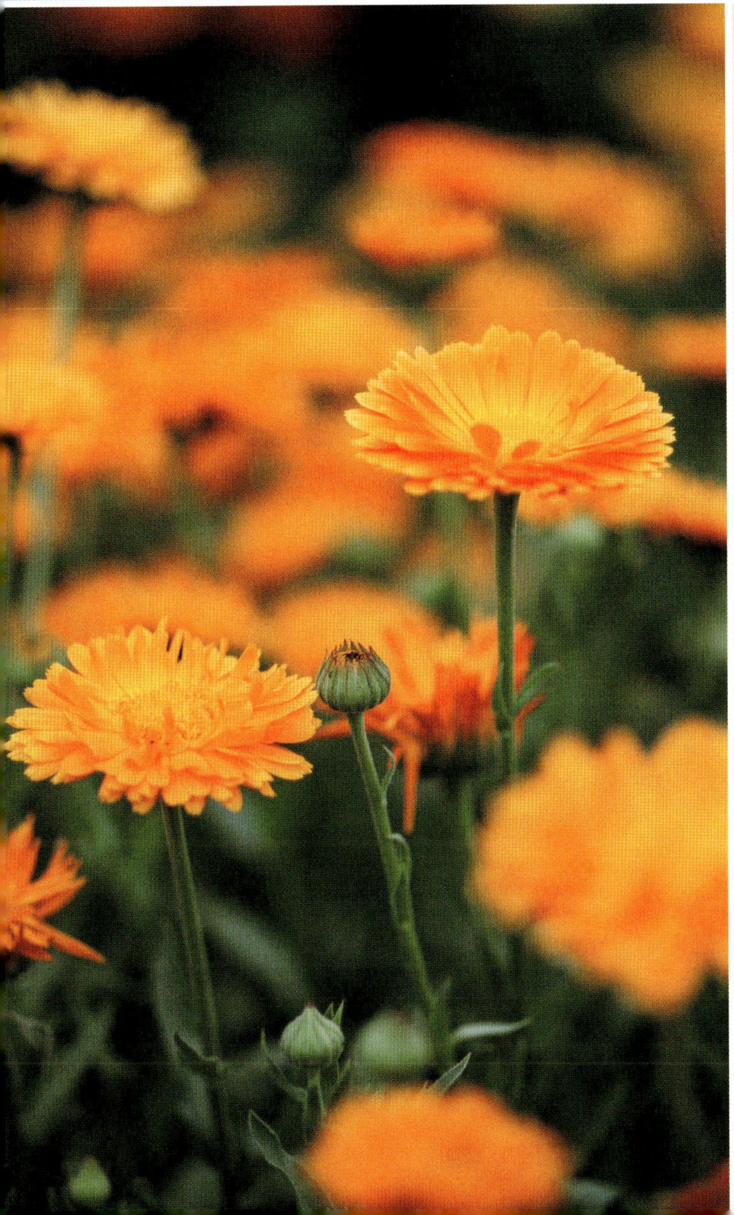

In diesem Kapitel

Abrotanum | Eberraute

ANWENDUNGSGEBIETE: Verdauungsbeschwerden, Erkrankungen der Blutgefäße und des Lymphsystems, Hämorrhoiden, rheumatische Beschwerden
LEITSYMPTOME: körperliche Schwäche und Müdigkeit nach durchgemachter Erkrankung, Abmagerung trotz Heißhunger, Kältegefühl an Fingern und Zehen, wie erfroren, bläulich-rötliche Hautverfärbung wie nach Kälteschäden
SELBSTBEHANDLUNG:
➡ **Hitze- und kältebedingte Notfälle,** *Seite 107*

Acidum hydrofluoricum | Flusssäure

ANWENDUNGSGEBIETE: Haut- und Venenerkrankungen sowie Bindegewebsschwäche
LEITSYMPTOME: Unruhe, hastiges Verhalten mit anschließender Erschöpfung, keine Gewichtszunahme trotz guten Appetits, Neigung zu Krampfadern mit Venenentzündung, Narbenschmerzen mit Wucherungen, Hitzegefühl mit kaltschweißigen Händen und Füßen
SELBSTBEHANDLUNG:
➡ **Sehnenscheidenentzündung, Tennisarm, Schleimbeutelentzündung,** *Seite 88*
➡ **Nagelwachstumsstörungen, Nagelpilz, Nagelbettentzündung,** *Seite 101*

Acidum nitricum | Salpetersäure

ANWENDUNGSGEBIETE: Erkrankungen der Verdauungsorgane, Nieren- und Blasenleiden
LEITSYMPTOME: allgemeine Schwäche, große Angst um die eigene Gesundheit, Erkältungsneigung, Risse an Lippen und After, Geschwüre an der Mundschleimhaut mit einem Gefühl wie rohes Fleisch, stechende Schmerzen
SELBSTBEHANDLUNG:
➡ **Erkrankungen im Mundraum,** *Seite 36*
➡ **Hämorrhoiden, Analfissuren,** *Seite 64*

Acidum phosphoricum | Phosphorsäure

ANWENDUNGSGEBIETE: Erkrankungen von Herz-Kreislauf, Magen-Darm sowie der Sexualorgane
LEITSYMPTOME: Gefühl wie ausgelaugt, großes Ruhe- und Schlafbedürfnis, Konzentrationsschwäche, sexuelles Desinteresse
SELBSTBEHANDLUNG:
➡ **Erschöpfungszustände,** *Seite 18*
➡ **niedriger Blutdruck,** *Seite 51*
➡ **Appetitlosigkeit,** *Seite 58*
➡ **ausbleibende Periodenblutung,** *Seite 73*
➡ **Impotenz, mangelnde sexuelle Erlebnisfähigkeit des Mannes,** *Seite 83*
➡ **Haarprobleme,** *Seite 100*

Acidum picrinicum | Pikrinsäure

ANWENDUNGSGEBIETE: Erkrankungen, bei denen die Psyche eine zentrale Rolle spielt
LEITSYMPTOME: Niedergeschlagenheit, trotz Erschöpfung schlaflos, sexuell schnell erregt, Versagensangst wegen mangelnder Erektionsfähigkeit, Kopfschmerzen mit Schwindel

SELBSTBEHANDLUNG:

- **Impotenz, mangelnde sexuelle Erlebnisfähigkeit des Mannes,** *Seite 83*

Acidum sulfuricum | Schwefelsäure

ANWENDUNGSGEBIETE: Atemwegs- und Magen-Darm-Erkrankungen, Hautausschläge, Gelenkerkrankungen sowie Wechseljahresbeschwerden

LEITSYMPTOME: hektisches Verhalten mit Ungeduld, säuerlich riechende Schweiße, anfallsartig auftretend, mit Hitzegefühl

SELBSTBEHANDLUNG:

- **übermäßiges Schwitzen,** *Seite 80*

Aconitum | Eisenhut

ANWENDUNGSGEBIETE: Nervensystem und Psyche, Immunsystem, Herz-Kreislauf-Systems, weibliche Geschlechtsorgane sowie beginnende Organentzündungen mit Fieber

LEITSYMPTOME: plötzlich auftretende Beschwerden wie Nervenschmerzen oder Fieber, blasse Gesichtsfarbe, Ohnmachtsneigung, glaubt, sterben zu müssen, Panikattacken

SELBSTBEHANDLUNG:

- **Angst- und Unruhezustände,** *Seite 21*
- **Nervenschmerzen, Gesichtsneuralgie, Trigeminusneuralgie,** *Seite 28*
- **Ohrenschmerzen,** *Seite 33*
- **Heiserkeit, Kehlkopfentzündung,** *Seite 39*
- **Erkältungskrankheiten,** *Seite 48*
- **Herzbeschwerden,** *Seite 52*
- **akute Blasen- und Harnwegsentzündung,** *Seite 70*
- **unruhige Beine, Polyneuropathie,** *Seite 91*

Adlumia fungosa | Erdrauch

ANWENDUNGSGEBIETE: Leber- und Stoffwechselerkrankungen

LEITSYMPTOME: stechende Gelenkschmerzen bei erhöhten Harnsäure- und Leberwerten

SELBSTBEHANDLUNG:

- **Stoffwechselstörungen,** *Seite 67*

Aesculus | Rosskastanie

ANWENDUNGSGEBIETE: Venenleiden und Bindegewebsschwäche, Wirbelsäulenerkrankungen

LEITSYMPTOME: schwere Beine mit Krampfadern, tief sitzende Kreuz- und Rückenschmerzen mit Schweregefühl

SELBSTBEHANDLUNG:

- **Venenschwäche, Krampfadern,** *Seite 54*
- **Hämorrhoiden, Analfissuren,** *Seite 64*
- **Osteoporoseschmerzen, Steißbein- und Wachstumsschmerzen, Wirbelsäulenbeschwerden,** *Seite 90*

Agaricus | Fliegenpilz

ANWENDUNGSGEBIETE: seelische Beschwerden, Verhaltensauffälligkeiten, Durchblutungsstörungen, Erfrierungen

LEITSYMPTOME: innere Unruhe, Bewegungsdrang, kann nicht still sitzen, sich nicht konzentrieren, sich nichts merken, Zuckungen der Augenlider, Gefühl wie Eisnadeln in der Haut

SELBSTBEHANDLUNG:
- **Lampenfieber, Prüfungsangst, Konzentrationsstörungen, Nervosität,** *Seite 22*
- **Hitze- und kältebedingte Notfälle,** *Seite 107*

Allium cepa | Küchenzwiebel

ANWENDUNGSGEBIET: Erkrankungen der oberen Atemwege
LEITSYMPTOME: Fließschnupfen, wässriger, brennender Nasenschleim, Augentränen, auch allergisch bedingt
SELBSTBEHANDLUNG:
- **Schnupfen,** *Seite 41*

Aloe

ANWENDUNGSGEBIETE: Magen-Darm-Trakt
LEITSYMPTOME: Gefühl von Blähungen mit Abgang von durchfälligem, übel riechendem Stuhl
SELBSTBEHANDLUNG:
- **Durchfall, Magen-Darm-Infekt,** *Seite 62*

Alumina | Aluminiumoxid

ANWENDUNGSGEBIETE: Magen-Darm-Erkrankungen, Hautausschläge
LEITSYMPTOME: eher schlanke, hagere Menschen mit innerer Unruhe und Schwächegefühl, trockene Mundschleimhäute, Heißhunger, Magendrücken, trockene, rissige Haut mit Ekzemneigung, Risse am After

SELBSTBEHANDLUNG:
- **Erkrankungen im Mundraum,** *Seite 36*
- **Verstopfung,** *Seite 63*

Ambra | Ausscheidung des Pottwals

ANWENDUNGSGEBIETE: seelische Probleme, mangelnde Leiswtungsfähigkeit
LEITSYMPTOME: schlaflos vor Sorgen, körperliche Kräfte sind begrenzt, kaum sexuelles Verlangen, reagiert auf Mitmenschen sehr empfindsam, will alleine sein, sieht alles problematisch
SELBSTBEHANDLUNG:
- **Schlafstörungen, Jetlag,** *Seite 19*

Ammonium bromatum | Ammoniumbromid

ANWENDUNGSGEBIETE: Erkrankungen der oberen Atemwege
LEITSYMPTOME: rauer Hals, absteigender Infekt, vom Rachenraum in die Bronchien, anhaltender Reizhusten
SELBSTBEHANDLUNG:
- **Heiserkeit, Kehlkopfentzündung,** *Seite 39*

Anacardium | Malakka-Nuss

ANWENDUNGSGEBIETE: seelische Beschwerden, Erkrankungen des Magen-Darm-Trakts und der Haut
LEITSYMPTOME: aufbrausend trotz nichtigem Anlass, kann sehr ungerecht sein, aber auch sorgenvoll, unentschlossen mit Konzentrationsstörungen, wobei Essen Stimmung und Allgemeinbefinden bessert

SELBSTBEHANDLUNG:

- **Lampenfieber, Prüfungsangst, Konzentrationsstörungen, Nervosität,** *Seite 22*
- **Magenbeschwerden, Sodbrennen, Reizmagensyndrom,** *Seite 60*

Antimonium crudum/Stibium sulfuratum nigrum | Schwarzer Spießglanz

ANWENDUNGSGEBIETE: Erkrankungen des Magen-Darm-Trakts, Hautausschläge und Warzen

LEITSYMPTOME: neigt zu Übergewicht und Stoffwechselstörungen, meist mürrisch, Magenbeschwerden mit dickem Zungenbelag, Hornhaut- und Warzenbildung, verdickte Nägel

SELBSTBEHANDLUNG:

- **Übelkeit, Erbrechen, Magenverstimmung,** *Seite 61*
- **Warzen,** *Seite 98*
- **Nagelwachstumsstörungen, Nagelpilz, Nagelbettentzündung,** *Seite 101*

Antimonium/Stibium sulfuratum aurantiacum | Goldschwefel

ANWENDUNGSGEBIETE: Erkrankungen der Atemwege

LEITSYMPTOME: Schwäche bei Anstrengung, Gefühl von allgemeiner Abgeschlagenheit, Husten mit viel Auswurf

SELBSTBEHANDLUNG:

- **schleimiger Husten,** *Seite 47*

Apis mellifica | Honigbiene

ANWENDUNGSGEBIETE: allergische und entzündliche Erkrankungen der Atemwege sowie Hautentzündungen mit Schwellungen, Gelenkerkrankungen, Zysten

LEITSYMPTOME: Ruhelosigkeit, Bewegungsdrang, Durstlosigkeit, Hitzegefühl der Haut mit teigiger Schwellung, blass-rote Schleimhaut

SELBSTBEHANDLUNG:

- **Bindehautentzündung,** *Seite 31*
- **Mittelohrentzündung,** *Seite 34*
- **Halsschmerzen,** *Seite 40*
- **Gelenkschmerzen, Rheuma,** *Seite 86*
- **allergische Hautreaktion, Nesselsucht,** *Seite 95*

Argentum nitricum | Silbernitrat

ANWENDUNGSGEBIETE: seelische Leiden, Herz-Kreislauf-Beschwerden, akute und chronische Magen- und Darm-Erkrankungen

LEITSYMPTOME: hektisches Verhalten mit großer Unruhe, Vorahnungen und Ängste wie z. B. Lampenfieber, was sich in Durchfall, häufigem Wasserlassen und Herzbeschwerden zeigt

SELBSTBEHANDLUNG:

- **Angst- und Unruhezustände,** *Seite 21*
- **Lampenfieber, Prüfungsangst, Konzentrationsstörungen, Nervosität,** *Seite 22*
- **Schwindel, Menière'sche Erkrankung,** *Seite 29*
- **Blähungen, Völlegefühl, Reizdarmsyndrom,** *Seite 59*

Arnica | Arnika (Bergwohlverleih)

ANWENDUNGSGEBIETE: Verletzungen jeglicher Art, arterielle und venöse Blutgefäßerkrankungen, Herz-Kreislauf-Beschwerden, Folgen eines Schlaganfalls, rheumatische Schmerzen und Hautausschläge

LEITSYMPTOME: unruhiger, kräftig-muskulöser Mensch, möchte allein gelassen werden, Bluthochdruck, Durchblutungsstörungen, Verletzungsfolgen, Gefäßoperationen

SELBSTBEHANDLUNG:

- **Ohrgeräusche, Tinnitus,** *Seite 35*
- **Erkrankungen der Zähne,** *Seite 37*
- **erhöhter Blutdruck (Hypertonie),** *Seite 50*
- **Durchblutungsstörungen,** *Seite 53*
- **Venenentzündung,** *Seite 55*
- **Ischiasschmerzen, Bandscheibenvorfall,** *Seite 89*
- **Knochenbrüche, Knochenverletzungen, Skiunfall,** *Seite 104*
- **operative Eingriffe,** *Seite 109*

Arsenicum album | weißes Arsenik

ANWENDUNGSGEBIETE: seelische Erkrankungen, Nervenschmerzen, Erkrankungen der Atemwege, des Magen-Darm-Trakts, der Haut und der Haare

LEITSYMPTOME: innere Unruhe, Angstzustände; periodisch auftretende, brennende Schmerzzustände, auch Nervenschmerzen. Neigt zur Gewichtsabnahme, starkes Durstgefühl, Speisengerüche rufen Ekel hervor, Durchfälle wie Wasser mit extremen Brennschmerzen am After

SELBSTBEHANDLUNG:

- **Angst- und Unruhezustände,** *Seite 21*
- **Nervenschmerzen, Trigeminusneuralgie,** *Seite 28*
- **Erkrankungen im Mundraum,** *Seite 36*
- **Durchfall, Magen-Darm-Infekt,** *Seite 62*
- **Haarprobleme,** *Seite 100*

Arum triphyllum | Zehrwurzel

ANWENDUNGSGEBIETE: Erkrankungen der Atemwege

LEITSYMPTOME: raue, heisere Stimme durch Überanstrengung

SELBSTBEHANDLUNG:

- **Heiserkeit, Kehlkopfentzündung,** *Seite 39*

Arundo | Pfahlrohr

ANWENDUNGSGEBIETE: allergische Atemwegserkrankungen

LEITSYMPTOME: extremer Juckreiz der Nase und Augen sowie im Rachenraum und am Hals; vermindertes Riechvermögen; Hautjucken.

SELBSTBEHANDLUNG:

- **Heuschnupfen, Allergie,** *Seite 42*

Asa foetida | Stinkasant

ANWENDUNGSGEBIETE: Erkrankung des Magen-Darm-Trakts

LEITSYMPTOME: übel riechende, anhaltende Blähungen, die zu Herzbeschwerden und Atemnot führen

SELBSTBEHANDLUNG:

- **Blähungen, Völlegefühl, Reizdarmsyndrom,** *Seite 59*

Aurum metallicum | Gold

ANWENDUNGSGEBIETE: seelische Leiden, Herz-Kreislauf, Leberleiden, Prostatabeschwerden, Myom, Rheuma
LEITSYMPTOME: untersetzte Statur, dunkelrotes Gesicht, Wechsel von depressivem und aggressivem Verhalten, Versagensängste, Schwindel, klopfende Kopfschmerzen, Druckgefühl auf der Brust, Beklemmungsgefühl, Lufthunger
SELBSTBEHANDLUNG:

- **seelische Verstimmung, Niedergeschlagenheit**, *Seite 23*
- **erhöhter Blutdruck (Hypertonie),** *Seite 50*
- **Prostatabeschwerden,** *Seite 82*

Barium carbonicum | Bariumkarbonat

ANWENDUNGSGEBIETE: Entwicklungsverzögerung, seelische Erkrankungen, Abwehrschwäche mit wiederkehrenden Infekten einschließlich Lymphknotenschwellungen, Herz-Kreislauf-Erkrankungen, Prostataleiden, Hautausschläge
LEITSYMPTOME: eher fülliger, übergewichtiger Mensch, fühlt sich verzagt, wirkt unentschlossen, Vergesslichkeit, verzögerte Entwicklung bei Kindern
SELBSTBEHANDLUNG:

- **erhöhter Blutdruck (Hypertonie),** *Seite 50*

Belladonna | Tollkirsche

ANWENDUNGSGEBIETE: fieberhafte Infekte, Entzündungen an Augen und Ohren, Bronchitis, Krämpfe im Magen-Darm-Trakt, Entzündungen der Harnblase und der Genitalorgane, Hautentzündungen, Sonnenbrand
LEITSYMPTOME: plötzlich auftretendes Fieber, hochrotes, heißes Gesicht, Brennschmerz an Haut und Schleimhäuten, klopfende Kopfschmerzen, kolikartige Schmerzzustände
SELBSTBEHANDLUNG:

- **Kopfschmerzen,** *Seite 26*
- **Bindehautentzündung,** *Seite 31*
- **Mittelohrentzündung,** *Seite 34*
- **Halsschmerzen,** *Seite 40*
- **Erkältungskrankheiten,** *Seite 48*
- **akute Blasen- und Harnwegsentzündung,** *Seite 70*
- **Ausfluss, Scheidenpilz,** *Seite 78*
- **Hitze- und kältebedingte Notfälle,** *Seite 107*

Bellis perennis | Gänseblümchen

ANWENDUNGSGEBIETE: Verletzungen aller Art, auch in der Geburtshilfe, Hautausschläge
LEITSYMPTOME: kleinflächige Blutungen und Verletzungen
SELBSTBEHANDLUNG:

- **Wunden, Verletzungen,** *Seite 105*

Berberis vulgaris | Berberitze

ANWENDUNGSGEBIETE: Harnsteinleiden, Anregung des Stoffwechsels, rheumatische Beschwerden
LEITSYMPTOME: Steinbildung in Nieren und Gallenblase, Muskelschmerzen im Lendenbereich, Gefühl von Steifigkeit
SELBSTBEHANDLUNG:

- **Gallenbeschwerden,** *Seite 65*

Bismutum subnitricum | Wismutnitrat

ANWENDUNGSGEBIETE: Magen-Darm-Erkrankungen
LEITSYMPTOME: heftiges Aufstoßen, Übelkeit mit Würgereiz, krampfende Magenschmerzen bis zum Rücken, oft im Wechsel mit Kopfschmerzen
SELBSTBEHANDLUNG:

- **Magenbeschwerden, Sodbrennen, Reizmagensyndrom,** *Seite 60*

Borax

ANWENDUNGSGEBIETE: Übelkeit beim Abwärtsbewegen (z. B. Fahrstuhl, Landeanflug), wiederkehrende Schleimhautentzündungen, Frauenkrankheiten, Hautausschläge
LEITSYMPTOME: leicht blutende Mundschleimhaut mit weißlichen Bläschen und rötlichem Hof, Candidabefall der Scheide mit weißlich-klebrigem Ausfluss, schmerzhafte Periode
SELBSTBEHANDLUNG:

- **Erkrankungen im Mundraum,** *Seite 36*
- **Ausfluss, Scheidenpilz,** *Seite 78*

Bovista | Bovist

ANWENDUNGSGEBIETE: Erkrankungen der weiblichen Geschlechtsorgane, Hautausschläge
LEITSYMPTOME: schwärzliche Blutung, Durchfall während der Periode mit starken Kreuzschmerzen
SELBSTBEHANDLUNG:

- **Periodenstörung, Zwischenblutung,** *Seite 74*

Bryonia | Zaunrübe

ANWENDUNGSGEBIETE: Kopfschmerzen, akute, auch fieberhafte Entzündungen der Atemwege, Magen-Darm-Erkrankungen, rheumatische Schmerzen
LEITSYMPTOME: gereizte, ärgerliche Stimmung, will seine Ruhe haben, denkt an seinen Beruf und die damit verbundenen Aufgaben, bei Aufregungen verkrampft sich die Rückenmuskulatur, starke Schmerzen, wobei jegliche Bewegung und Berührung vermieden wird, stechende Kopfschmerzen
SELBSTBEHANDLUNG:

- **Stress, Ärger, Überforderung,** *Seite 20*
- **trockener Husten,** *Seite 46*
- **Erkältungskrankheiten,** *Seite 48*
- **Gallenbeschwerden,** *Seite 65*
- **Rückenschmerzen, Muskelverspannungen, Hexenschuss,** *Seite 87*
- **Prellungen, Verstauchungen, Zerrung, Bänderriss, Sportverletzungen,** *Seite 106*

Caladium | Schweigrohr

ANWENDUNGSGEBIETE: sexuelle Schwäche, Raucherentwöhnung
LEITSYMPTOME: erloschenes Interesse am Sex, Juckreiz im Genitalbereich, süßlich riechender Schweiß, häufige Insektenstiche, Folgen von Nikotingenuss an Herz- Kreislauf und Atemwegen
SELBSTBEHANDLUNG:

- **Impotenz, mangelnde sexuelle Erlebnisfähigkeit des Mannes,** *Seite 83*

Calcium carbonicum | Austernschalenkalk

ANWENDUNGSGEBIETE: wiederkehrende Atemwegsinfekte, Abwehrschwäche, Magen-Darm-Erkrankungen, rheumatische Beschwerden vor allem der Wirbelsäule, Hautausschläge, Bindegewebsschwäche

LEITSYMPTOME: mangelnde Leistungsfähigkeit, ängstlich, schüchtern, mangelndes Selbstvertrauen, beständig erkältet, liebt Eiergerichte und Süßspeisen, kann trotz Übergewicht nur schwer darauf verzichten, Verstopfung

SELBSTBEHANDLUNG:

- **Infektanfälligkeit**, *Seite 49*
- **Hautfältchen, Faltenbildung, Zellulitis,** *Seite 99*

Calcium fluoratum | Calciumfluorid

ANWENDUNGSGEBIETE: Erkrankungen von Haut, Haaren, Nägeln und Zähnen sowie zur Vorbeugung und Behandlung von Osteoporose, Schilddrüsenfehlfunktion

LEITSYMPTOME: neigt zu hektischem Verhalten bei innerer Unruhe, Gewichtsverlust trotz guten Appetits, Schilddrüsenüberfunktion, Faltenbildung bei mangelnder Straffheit des Bindegewebes (weibliche „Problemzonen")

SELBSTBEHANDLUNG:

- **Venenentzündung,** *Seite 55*
- **Hautfältchen, Faltenbildung, Zellulitis,** *Seite 99*
- **Narben, Narbenbeschwerden,** *Seite 108*

Calcium phosphoricum | Calciumphosphat

ANWENDUNGSGEBIETE: Abwehrschwäche, Erkrankungen von Atemwegen, Magen-Darm-Trakt und Bewegungsapparat

LEITSYMPTOME: Konzentrationsstörungen, Kopfschmerzen bei Erschöpfung, Wirbelsäulenbeschwerden, zur Heilung von Knochenbrüchen und nach Bandscheibenvorfall

SELBSTBEHANDLUNG:

- **Karies, Parodontose,** *Seite 38*
- **Osteoporose, Wirbelsäulenbeschwerden, Steißbein- und Wachstumsschmerzen,** *Seite 90*
- **Knochenbrüche, Knochenverletzungen, Skiunfall,** *Seite 104*

Calendula | Ringelblume

ANWENDUNGSGEBIETE: Hautverletzungen, Wundheilungsstörungen, Beschwerden am Bewegungsapparat

LEITSYMPTOME: Schürf- und Risswunden, Verletzungen der Geburtswege, wulstige Narbenbildung; Narbenschmerzen

SELBSTBEHANDLUNG:

- **Wunden, Verletzungen,** *Seite 105*

Cantharis | Spanische Fliege

ANWENDUNGSGEBIETE: akute Erkrankungen der Harnwege und der Haut

LEITSYMPTOME: brennende Schmerzen in Blase und Harnröhre nach dem Wasserlassen, Bauchkrämpfe, Brandblasen

SELBSTBEHANDLUNG:

- **akute Harnwegs- und Blasenentzündung,** *Seite 70*
- **Hitze- und kältebedingte Notfälle,** *Seite 107*

Capsicum | Spanischer Pfeffer

ANWENDUNGSGEBIETE: seelische Beschwerden, Abwehrschwäche, akute Hals- und Ohrenentzündung
LEITSYMPTOME: Heimweh, neigt zu Übergewicht, Zungenbrennen, Brennschmerzen der Mundschleimhäute, Sodbrennen, brennende Schluck- und Ohrenschmerzen
SELBSTBEHANDLUNG:

➡ **Mittelohrentzündung,** *Seite 34*
➡ **Halsschmerzen,** *Seite 40*

Cardiospermum | Herzsame, Ballonpflanze

ANWENDUNGSGEBIETE: Heuschnupfen, allergische Hauterkrankungen, Schmerzen am Bewegungsapparat
LEITSYMPTOME: trockene oder nässende, stark entzündete Haut mit heftigem Juckreiz, Heuschnupfen, Muskel- und Gelenkschmerzen.
SELBSTBEHANDLUNG:

➡ **Hautausschlag, Hautentzündung, Ekzem,** *Seite 96*

Carduus marianus | Mariendistel

ANWENDUNGSGEBIETE: Verdauungstrakt, vor allem Leber und Gallenwege, Venenschwäche, chronische Hautausschläge
LEITSYMPTOME: Anschwellung und Spannungsgefühl in den Beinen, Juckreiz bei trockener, entzündeter Haut, schlecht heilende Wunden, Verdauungsbeschwerden, zur Entgiftung und Regeneration der Leber
SELBSTBEHANDLUNG:

➡ **Leberleiden,** *Seite 66*

Castor equi

Dieses homöopathische Mittel wird aus der Innenseite der Vorder- und Hinterfüße von Pferden gewonnen, genauer gesagt aus den warzigen Auswüchsen.
ANWENDUNGSGEBIETE: Erkrankungen des knöchernen Bewegungsapparats und der Nägel
LEITSYMPTOME: Fersensporn, Schmerzen am Steißbein, brüchige Nägel
SELBSTBEHANDLUNG:

➡ **Osteoporose, Wirbelsäulenbeschwerden, Steißbein- und Wachstumsschmerzen,** *Seite 90*

Caulophyllum | Frauenwurzel

ANWENDUNGSGEBIETE: Erkrankungen der weiblichen Geschlechtsorgane und des Bewegungsapparats
LEITSYMPTOME: anfallsartige Schmerzen der Finger- und Zehengelenke mit Steifigkeit, die sich vor der Periodenblutung verstärken, Schmerzen während der Blutung
SELBSTBEHANDLUNG:

➡ **prämenstruelles Syndrom,** *Seite 75*
➡ **Gelenkschmerzen, Rheuma, Wetterfühligkeit,** *Seite 86*

Causticum

Der Ätzstoff, eine Entwicklung Hahnemanns, wird aus Marmor hergestellt.
ANWENDUNGSGEBIETE: seelische Beschwerden, Erkrankungen der Atemwege sowie der Harn- und Geschlechtsorgane, Hautleiden

LEITSYMPTOME: übersensibel, nimmt das Leid der Mitmenschen intensiv wahr, ausgeprägter Gerechtigkeitssinn, wie gelähmt vor Kummer, trocken-schuppende, rissige Haut, Ekzem, Wundheilungsstörung mit Narben, harte Warzen

SELBSTBEHANDLUNG:

- **seelische Verstimmung, Niedergeschlagenheit,** *Seite 23*
- **Reizblase, Harninkontinenz,** *Seite 72*
- **mangelnde sexuelle Erlebnisfähigkeit der Frau,** *Seite 81*
- **Warzen,** *Seite 98*
- **Hitze- und kältebedingte Notfälle,** *Seite 107*
- **Narben, Narbenschmerzen,** *Seite 108*

Chamomilla | Kamille

ANWENDUNGSGEBIETE: seelische Beschwerden, Schmerzzustände, Zahnungsbeschwerden, akute Atemwegsinfekte, krampfartige Magen-Darm-Erkrankungen, Beschwerden der weiblichen Geschlechtsorgane, rheumatische Schmerzen

LEITSYMPTOME: ärgerliche, gereizte Stimmung, kann sich kaum beruhigen, fühlt sich gestresst, erträgt keine Kritik, ungerechtfertigte Reaktionen, Schmerzen sind so heftig, dass sie nicht mehr ertragen werden können

SELBSTBEHANDLUNG:

- **Stress, Ärger, Überforderung,** *Seite 20*
- **Ohrenschmerzen, Entzündung,** *Seite 33*
- **Erkrankungen der Zähne,** *Seite 37*
- **Magenbeschwerden, Sodbrennen, Reizmagensyndrom,** *Seite 60*
- **Durchfall, Magen-Darm-Infekt,** *Seite 62*
- **operative Eingriffe,** *Seite 109*

Chelidonium | Schöllkraut

ANWENDUNGSGEBIETE: Erkrankungen der Leber, der Gallenwege und des Bewegungsapparats

LEITSYMPTOME: depressive Verstimmung, gelblich belegte Zunge, heller, gelblicher Stuhlgang, Schmerzen im rechten Schulterblatt

SELBSTBEHANDLUNG:

- **Gallenbeschwerden,** *Seite 65*

Chimaphila umbellata | Wintergrün

ANWENDUNGSGEBIETE: Erkrankungen der weiblichen und männlichen Geschlechtsorgane sowie der Harnwege

LEITSYMPTOME: häufiger Harndrang, Wasserlassen oft nur im Stehen möglich

SELBSTBEHANDLUNG:

- **wiederkehrende Blasen- und Harnwegsentzündungen,** *Seite 71*

China | Chinarindenbaum

ANWENDUNGSGEBIETE: seelische Beschwerden, Erkrankungen des Verdauungstrakts, der weiblichen Geschlechtsorgane, des Bewegungsapparats und der Haut

LEITSYMPTOME: Schwächezustand mit mangelnder körperlicher und seelischer Belastungsfähigkeit, fühlt sich den Aufgaben nicht mehr gewachsen, Folgezustand von Blutverlust und operativen Eingriffen, bei Eisenmangel

SELBSTBEHANDLUNG:

➡ **Appetitlosigkeit,** *Seite 58*

➡ **Periodenstörungen, Zwischenblutung,** *Seite 74*

➡ **übermäßiges Schwitzen,** *Seite 80*

Cimicifuga | Traubensilberkerze

ANWENDUNGSGEBIETE: seelische Beschwerden insbesondere im Zusammenhang mit der hormonellen Umstellung, Herz-Kreislauf-Beschwerden, Schmerzen am Bewegungsapparat

LEITSYMPTOME: oft niedergeschlagen, reizbar, redselig, alles wird zum Problem, druckschmerzhafter Schulter-Nacken-Arm-Bereich, Schmerzen wie elektrische Schläge

SELBSTBEHANDLUNG:

➡ **prämenstruelles Syndrom,** *Seite 75*

Cinnabaris | Zinnober

ANWENDUNGSGEBIETE: Erkrankungen der Atemwege

LEITSYMPTOME: Stirnkopfschmerzen, Druck über der Nasenwurzel, zäher Schleim aus der Nase sowie im Rachen

SELBSTBEHANDLUNG:

➡ **Nasennebenhöhlenentzündungen,** *Seite 43*

Cocculus | Kockelskörner

ANWENDUNGSGEBIETE: seelische Beschwerden, Erkrankungen des Verdauungstrakts, der weiblichen Geschlechtsorgane sowie Nervenschmerzen

LEITSYMPTOME: Schwindelgefühl bei der geringsten Bewegung, Leeregefühl im Kopf, Schweißausbrüche als Folge von Schlafmangel und Jetlag

SELBSTBEHANDLUNG:

➡ **Erschöpfungszustände, nachlassende Leistungsfähigkeit, Burnout,** *Seite 18*

➡ **Schlafstörungen, Jetlag,** *Seite 19*

➡ **Schwindel, Menière'sche Erkrankung,** *Seite 29*

➡ **Ohrgeräusche, Tinnitus,** *Seite 35*

Coccus cacti | Cochenillelaus

ANWENDUNGSGEBIETE: Erkrankungen der Atem- und der Harnwege

LEITSYMPTOME: krampfartiger Husten, zäher Schleim, Gefühl wie ein Faden im Hals, würgt, um den Schleim herauszubekommen

SELBSTBEHANDLUNG:

➡ **schleimiger Husten,** *Seite 47*

Coffea | Kaffeebohne

ANWENDUNGSGEBIETE: Verhaltensauffälligkeiten sowie Schlafprobleme

LEITSYMPTOME: Gedankenzustrom, wie überdreht, kann überhaupt nicht abschalten, voller Ideen, Herzklopfen und Schweißausbrüche

SELBSTBEHANDLUNG:

➡ **Schlafstörungen, Jetlag,** *Seite 19*

Colchicum | Herbstzeitlose

ANWENDUNGSGEBIETE: Herz-Kreislauf-Erkrankungen, akute Magen-Darm-Beschwerden, Erkrankungen der Harnwege, Gelenkentzündungen
LEITSYMPTOME: große Geruchsempfindlichkeit, Ekel vor Fleisch und Fisch, wellenartige Übelkeit, Brechreiz bei der geringsten Bewegung, Schwangerschaftsübelkeit
SELBSTBEHANDLUNG:
- **Übelkeit, Erbrechen, Magenverstimmung,** *Seite 61*

Collinsonia | Grießwurzel

ANWENDUNGSGEBIETE: Magen-Darm-Erkrankungen sowie Leberleiden
LEITSYMPTOME: Verstopfung im Wechsel mit großkalibrigen, breiigen Stühlen, Brennen am After, Bauchkrämpfe, auch in der Schwangerschaft
SELBSTBEHANDLUNG:
- **Verstopfung,** *Seite 63*

Colocynthis | Koloquinte (Bittergurke)

ANWENDUNGSGEBIETE: seelische Beschwerden, Nervenschmerzen, krampfartige Schmerzzustände im Bereich des Verdauungstrakts, der Harnwege und der Geschlechtsorgane
LEITSYMPTOME: ärgerliche, gereizte Stimmung, schwaches Nervenkostüm, jede Kleinigkeit führt zu einem heftigen Wutausbruch, der sich in Muskelverspannungen niederschlägt
SELBSTBEHANDLUNG:
- **Stress, Ärger, Überforderung,** *Seite 20*
- **Magenbeschwerden, Sodbrennen, Reizmagensyndrom,** *Seite 60*
- **Ischiasschmerzen, Bandscheibenvorfall,** *Seite 89*

Conium | Schierling

ANWENDUNGSGEBIETE: seelische Beschwerden, Drüsenschwellungen, Verschleißerscheinungen, Magen-Darm-Beschwerden, Erkrankungen der männlichen Harnwege und der Geschlechtsorgane, Hautleiden
LEITSYMPTOME: zieht sich innerlich zurück, grübelt, ohne Interesse, Schwindelanfälle, spontaner Urinabgang, unterbrochener Harnstrahl, häufiges nächtliches Wasserlassen, auch nach Prostataoperation
SELBSTBEHANDLUNG:
- **Schwindel, Menière'sche Erkrankung,** *Seite 29*
- **Reizblase, Harninkontinenz,** *Seite 72*

Corallium rubrum | rote Koralle

ANWENDUNGSGEBIETE: akute Atemwegsinfekte, Schuppenflechte
LEITSYMPTOME: anhaltende Hustenanfälle, vor allem tagsüber, die sich nicht unterbrechen lassen
SELBSTBEHANDLUNG:
- **trockener Husten,** *Seite 46*

Crataegus | Weißdorn

ANWENDUNGSGEBIETE: Herz-Kreislauf-Erkrankungen, allergische Hautausschläge
LEITSYMPTOME: häufig wechselnder Blutdruck: mal zu hoch, dann wieder zu niedrig, Herzklopfen, jede körperliche Betätigung strengt an
SELBSTBEHANDLUNG:
➡ **niedriger Blutdruck, Kreislaufbeschwerden,** *Seite 51*

Cuprum metallicum | Kupfer

ANWENDUNGSGEBIETE: Erkrankungen des Nervensystems, Muskelkrämpfe, krampfartige Magen-Darm-Beschwerden, chronische Leber- und Nierenleiden, Hautausschläge
LEITSYMPTOME: Erschöpfung, Neigung zu Muskelkrämpfen, auch nächtliche Wadenkrämpfe sowie Zähneknirschen
SELBSTBEHANDLUNG:
➡ **Erkrankungen der Zähne,** *Seite 37*

Cyclamen | Alpenveilchen

ANWENDUNGSGEBIETE: Kopf- und Nervenschmerzen, Erkrankungen der Atemwege, des Magen-Darm-Trakts sowie Periodenstörungen
LEITSYMPTOME: fühlt sich wie ausgelaugt, ständiges Frieren, Migräne mit Augenflimmern, Doppeltsehen, gehäuft vor der Blutung, schmerzende Brüste
SELBSTBEHANDLUNG:
➡ **Migräne,** *Seite 27*
➡ **prämenstruelles Syndrom,** *Seite 75*

Datisca cannabina | Gelbhanf

ANWENDUNGSGEBIETE: Erkrankungen der Bauchspeicheldrüse sowie Stoffwechselstörungen
LEITSYMPTOME: erhöhte Blutzuckerwerte
SELBSTBEHANDLUNG:
➡ **Stoffwechselstörungen,** *Seite 67*

Drosera | Sonnentau

ANWENDUNGSGEBIETE: akute Atemwegsinfekte
LEITSYMPTOME: kurz aufeinander folgende, krampfartige Hustenanfälle, die oft mit Brechreiz und Schleimerbrechen enden
SELBSTBEHANDLUNG:
➡ **schleimiger Husten,** *Seite 47*

Dulcamara | Bittersüßer Nachtschattten

ANWENDUNGSGEBIETE: Entzündungen der Ohren, der Atemwege, des Magen-Darm-Trakts, der Harnwege, des Bewegungsapparats sowie Hautausschläge
LEITSYMPTOME: Erkrankungen werden durch Nässe und Kälte ausgelöst bzw. deutlich verstärkt, auffallender Wechsel von Durchfall und Rheuma, von Asthma und Hautausschlag
SELBSTBEHANDLUNG:
➡ **Ohrenschmerzen, Entzündung,** *Seite 33*
➡ **akute Blasen- und Harnwegsentzündung,** *Seite 70*
➡ **Rückenschmerzen, Muskelverspannungen, Hexenschuss,** *Seite 87*

Erigeron canadensis | Berufskraut

ANWENDUNGSGEBIETE: seelische Verstimmung, Erkrankungen der Blutgefäße, des Verdauungstrakts, der weiblichen Geschlechtsorgane

LEITSYMPTOME: hellrote lang anhaltende Blutung, Kopfschmerzen wie benommen, fühlt sich ohne Antrieb

SELBSTBEHANDLUNG:

- **Periodenstörungen, Zwischenblutung,** *Seite 74*

Espeletia

ANWENDUNGSGEBIETE: Herz-Kreislauf-Erkrankungen, Nervenschmerzen

LEITSYMPTOME: stechende Schmerzen in den Beinen, Ameisenlaufen, Kältegefühl, Druckgefühl auf der Brust und Herzenge, Magendrücken mit Aufstoßen

SELBSTBEHANDLUNG:

- **Durchblutungsstörungen,** *Seite 53*
- **unruhige Beine, Polyneuropathie,** *Seite 91*

Eupatorium perfoliatum | Wasserhanf

ANWENDUNGSGEBIETE: fieberhafter Infekt, akute Erkrankungen der Atemwege, des Magen-Darm-Trakts, Harnwegsinfekte

LEITSYMPTOME: heftigste Glieder- und Knochenschmerzen, Schüttelfrost, Fieber, Übelkeit und Erbrechen

SELBSTBEHANDLUNG:

- **Erkältungskrankheiten, fieberhafter Infekt,** *Seite 48*

Euphrasia | Augentrost

ANWENDUNGSGEBIETE: Entzündungen der Augen und der Atemwege

LEITSYMPTOME: Augenreizung, Brennschmerz, Tränenfluss, wässrig-schleimiges Nasensekret, Niesreiz

SELBSTBEHANDLUNG:

- **Augenbeschwerden,** *Seite 30*
- **Bindehautentzündung,** *Seite 31*
- **Heuschnupfen, Allergie,** *Seite 42*

Equisetum | Schachtelhalm

ANWENDUNGSGEBIETE: Harnwegserkrankungen

LEITSYMPTOME: Gefühl der vollen Blase, Wasserlassen erleichtert nicht, Harn und Stuhl gehen unfreiwillig ab

SELBSTBEHANDLUNG:

- **Reizblase, Harninkontinenz,** *Seite 72*

Fabiana imbricata | Pichi-Pichi

ANWENDUNGSGEBIETE: Erkrankungen der Gallenwege und der Harnwege

LEITSYMPTOME: Nierenschmerzen mit Neigung zur Steinbildung, Wundheitsgefühl beim Wasserlassen

SELBSTBEHANDLUNG:

- **wiederkehrende Blasen- und Harnwegsentzündung,** *Seite 71*

Ferrum metallicum | Eisen

ANWENDUNGSGEBIETE: seelische Beschwerden, Erkrankungen des Herz-Kreislauf-Systems, der Atemwege, des Magen-Darm-Trakts, der weiblichen Geschlechtsorgane, rheumatische Schmerzen, Schulterschmerzen meist linksseitig

LEITSYMPTOME: nervös-gereizte Stimmung, fühlt sich nicht leistungsfähig, leicht erschöpft, wechselt rasch die Gesichtsfarbe von rot nach blass; neigt zu Eisenmangel

SELBSTBEHANDLUNG:

- **niedriger Blutdruck, Kreislaufbeschwerden,** *Seite 51*
- **Appetitlosigkeit,** *Seite 58*
- **mangelnde sexuelle Erlebnisfähigkeit der Frau,** *Seite 81*

Ferrum phosphoricum | Eisenphosphat

ANWENDUNGSGEBIETE: Abwehrschwäche, fieberhafte Erkrankungen, Entzündungen der Ohren und der Atemwege

LEITSYMPTOME: nervöse Erschöpfung, beim akuten Infekt kaum beeinträchtigtes Allgemeinbefinden, häufige Mittelohrentzündungen, neigt zu Blutarmut

SELBSTBEHANDLUNG:

- **Mittelohrentzündung,** *Seite 34*
- **Infektanfälligkeit,** *Seite 49*

Ferrum picrinicum | Pikrinsaures Eisen

ANWENDUNGSGEBIETE: Stoffwechselstörungen, Prostataleiden, Warzen

LEITSYMPTOME: kleine flache hautfarbene, in Gruppen stehende Warzen ohne Verhornen

SELBSTBEHANDLUNG:

- **Warzen,** *Seite 98*

Flor de Piedra | Steinblüte

ANWENDUNGSGEBIETE: Schilddrüsenfehlfunktion, Herz-Kreislauf-Beschwerden, Leber-Galle-Leiden, Ekzeme

LEITSYMPTOME: Sodbrennen, gelblich gefärbter Stuhlgang, Durchfall, Hautjucken, Hautausschlag, rechtsseitige Muskelschmerzen

SELBSTBEHANDLUNG:

- **Leberleiden,** *Seite 66*

Galphimia glauca

ANWENDUNGSGEBIETE: allergische Erkrankungen der Haut und der Schleimhäute (Heuschnupfen, Asthma)

LEITSYMPTOME: Druckgefühl am Hals, Tränenfluss, Fließschnupfen mit anhaltendem Niesen, Atembeschwerden

SELBSTBEHANDLUNG:

- **Heuschnupfen, Allergie,** *Seite 42*

Gelsemium | Gelber Jasmin

ANWENDUNGSGEBIETE: Nervenlähmungen, insbesondere nach Virusinfekten, seelische Beschwerden, akute Atemwegsinfekte, zur Geburtshilfe

LEITSYMPTOME: zittrige Schwäche, ohne Energie, Frieren, Schwindel, wie betäubt und gelähmt, verängstigt, dunkelrotes Gesicht, mag nichts trinken

SELBSTBEHANDLUNG:

- **Lampenfieber, Prüfungsangst, Konzentrationsstörungen, Nervosität,** *Seite 22*
- **Kopfschmerzen,** *Seite 26*
- **Erkältungskrankheiten, fieberhafter Infekt,** *Seite 48*

Ginseng

ANWENDUNGSGEBIETE: Erschöpfungszustände, Nervenschmerzen, sexuelle Probleme
LEITSYMPTOME: Konzentrationsmangel, fühlt sich erschöpft und abgespannt, auch nach Sex, Rücken wie steif, schmerzhaft
SELBSTBEHANDLUNG:

- **Impotenz, mangelnde sexuelle Erlebnisfähigkeit des Mannes,** *Seite 83*

Gnaphalium | Ruhrkraut

ANWENDUNGSGEBIETE: Nervenschmerzen und -entzündungen, Durchfallerkrankungen
LEITSYMPTOME: schneidende Schmerzen über Gesäß und Bein, bis in die Fußzehen ausstrahlend mit Taubheitsgefühl
SELBSTBEHANDLUNG:

- **Ischiasschmerzen, Bandscheibenvorfall,** *Seite 89*

Graphites | Reißblei

ANWENDUNGSGEBIETE: seelische Beschwerden, Hormonstörungen, chronische Entzündungen der Augen und Ohren, Magen-Darm-Erkrankungen, Haut und Nägel
LEITSYMPTOME: neigt zu Übergewicht, zumeist gedrückte Stimmungslage, die tägliche Arbeit geht langsam voran, kommt nicht in Schwung, Hautausschläge mit gelblicher, übel riechender Absonderung auch im Gehörgang, neigt zu Erkältungen mit zähem, gelblichen Schleim
SELBSTBEHANDLUNG:

- **Verstopfung,** *Seite 63*
- **ausbleibende Periodenblutung,** *Seite 73*
- **mangelnde sexuelle Erlebnisfähigkeit der Frau,** *Seite 81*
- **Hautausschlag, Hautentzündung, Ekzem,** *Seite 96*
- **Hautfältchen, Faltenbildung, Zellulitis,** *Seite 99*
- **Nagelwachstumsstörungen, Nagelpilz, Nagelbettentzündung,** *Seite 101*
- **Narben, Narbenschmerzen,** *Seite 108*

Guaiacum | Guajakharz

ANWENDUNGSGEBIETE: Atemwegserkrankungen, Schmerzen am Bewegungsapparat
LEITSYMPTOME: Hals- und Schluckbeschwerden mit üblem Mundgeruch bei belegten Mandeln, Schleimauswurf, Schweiße
SELBSTBEHANDLUNG:

- **Halsschmerzen,** *Seite 40*

Hamamelis | Zaubernuss

ANWENDUNGSGEBIETE: Hautverletzungen, Venenleiden
LEITSYMPTOME: schmerzhafte, leicht blutende Hämorrhoiden, entzündete, schmerzhafte Venen, Stauungsgefühl in den Beinen; lang anhaltende, dunkelrote Monatsblutung

SELBSTBEHANDLUNG:

- **Venenentzündung,** *Seite 55*
- **Hämorrhoiden, Analfissuren,** *Seite 64*

Haplopappus

ANWENDUNGSGEBIETE: Herz-Kreislauf-Beschwerden
LEITSYMPTOME: fühlt sich müde, unausgeschlafen, bedrückte Stimmung, Schwarzwerden vor den Augen, kann nicht lange Zeit stehen, Schwindelgefühl, Kopfweh, auch wetterabhängig
SELBSTBEHANDLUNG:

- **niedriger Blutdruck, Kreislaufbeschwerden** *Seite 51*

Harpagophytum | Teufelskralle

ANWENDUNGSGEBIETE: Erkrankungen des Magen-Darm-Trakts und des Bewegungsapparats
LEITSYMPTOME: krampfartige, reißende oder ziehende Schmerzen in den Hüft- und Kniegelenken, Muskelverspannungen durch einseitigen Gang
SELBSTBEHANDLUNG:

- **Gelenkschmerzen, Rheuma,** *Seite 86*

Hedera helix | Efeu

ANWENDUNGSGEBIETE: Schilddrüsenfehlfunktion, akute Atemwegsinfekte, Erkrankungen des Magen-Darm-Trakts, Schmerzen am Bewegungsapparat
LEITSYMPTOME: Nervenschmerzen im (linken) Arm mit Ameisenlaufen, Steifigkeit der Muskeln und Gelenke
SELBSTBEHANDLUNG:

- **Sehnenscheidenentzündung, Tennisarm, Schulter-Arm-Schmerz,** *Seite 88*

Helonias dioica | Einhornwurzel

ANWENDUNGSGEBIETE: Psyche, Hormonumstellung
LEITSYMPTOME: Frau ist erschöpft durch Überarbeitung, fühlt sich wie ausgelaugt, hat kein sexuelles Interesse, klagt über ständige Unterleibsbeschwerden
SELBSTBEHANDLUNG:

- **Erschöpfungszustände, nachlassende Leistungsfähigkeit, Burnout,** *Seite 18*

Hepar sulfuris | Kalkschwefelleber

ANWENDUNGSGEBIETE: Abwehrschwäche, Atemwegsentzündungen, Erkrankungen des Magen-Darm-Trakts, der Harnwege, an Haut und Nägeln
LEITSYMPTOME: ausgeprägte Empfindlichkeit gegen Kälte und Zugluft, Hautentzündungen eitern, neigt zu stark schleimigen Atemwegsinfekten, stechende Schmerzen bei großer Berührungsempfindlichkeit
SELBSTBEHANDLUNG:

- **Gerstenkorn, Lidrandentzündung,** *Seite 32*
- **Heiserkeit, Kehlkopfentzündung,** *Seite 39*
- **Nasennebenhöhlenentzündung,** *Seite 43*
- **Hautausschlag, Hautentzündung, Ekzem,** *Seite 96*
- **Nagelwachstumsstörungen, Nagelpilz, Nagelbettentzündung,** *Seite 101*

Hyoscyamus | Bilsenkraut

ANWENDUNGSGEBIETE: seelische Beschwerden, Verhaltensauffälligkeiten, Atemwegsinfekte
LEITSYMPTOME: trockener, nächtlicher Husten, krampfartig, mit beständigem Kitzeln, verstärkt im Liegen
SELBSTBEHANDLUNG:

- **trockener Husten,** *Seite 46*

Hypericum | Johanniskraut

ANWENDUNGSGEBIETE: Verletzungen des Nervensystems
LEITSYMPTOME: Kopfschmerzen, Benommenheitsgefühl, Taubheit der Beine mit Kältegefühl, Schmerzen wie Stromschläge, auch bedingt durch Unfälle und Verletzungen, auch als Folge einer Gehirnerschütterung sowie nach einer Rückenmarkspunktion
SELBSTBEHANDLUNG:

- **Erkrankungen der Zähne,** *Seite 37*
- **Ischiasschmerzen, Bandscheibenvorfall,** *Seite 89*
- **unruhige Beine, Polyneuropathie,** *Seite 91*
- **Knochenbrüche, Knochenverletzungen,** *Seite 104*
- **Narben, Narbenschmerzen,** *Seite 108*
- **operative Eingriffe,** *Seite 109*

Iberis amara | Schleifenblume

ANWENDUNGSGEBIETE: Erkrankungen des Herz-Kreislauf-Systems und des Magen-Darm-Trakts
LEITSYMPTOME: Nervosität, unruhiger Schlaf mit Albträumen, bohrende, drückende, stechende Herzschmerzen, Blähungen
SELBSTBEHANDLUNG:

- **Herzbeschwerden,** *Seite 52*

Ignatia | Ignazbohne

ANWENDUNGSGEBIETE: seelische Beschwerden mit Auswirkungen auf Atemwege und Magen-Darm-Trakt, Periodenschmerzen
LEITSYMPTOME: Stimmungsschwankungen durch Kummer, häufiges Seufzen, zu Tränen gerührt, Kloßgefühl, Hals wie zugeschnürt, seelische und körperliche Beschwerden im Wechsel
SELBSTBEHANDLUNG:

- **seelische Verstimmung, Niedergeschlagenheit,** *Seite 23*
- **Migräne,** *Seite 27*
- **Appetitlosigkeit,** *Seite 58*

Iris versicolor | Schwertlilie

ANWENDUNGSGEBIETE: Hormonstörungen, Schmerzzustände, Erkrankungen des Verdauungstrakts
LEITSYMPTOME: Migräne in Entspannungs- und Ruhephasen mit Sehstörungen, saures Aufstoßen und Erbrechen, auch in der Schwangerschaft
SELBSTBEHANDLUNG:

- **Migräne,** *Seite 27*

Juglans regia | Walnuss

ANWENDUNGSGEBIETE: Leberleiden, Hautausschläge
LEITSYMPTOME: viele kleine Eiterpickel im Gesicht, im Brust- und Rückenbereich sowie unter den Achseln, vor allem bei jungen Mädchen
SELBSTBEHANDLUNG:
Akne, unreine Haut, Pickel, *Seite 94*

Kalium bichromicum | Kaliumdichromat

ANWENDUNGSGEBIETE: Atemwegsentzündungen, Erkrankungen des Magen-Darm-Trakts und des Bewegungsapparats
LEITSYMPTOME: gelblich-weißer, zäher Schleim aus Nase und Bronchien, klopfende Gesichtsschmerzen über den Wangenknochen, anhaltende Kopfschmerzen, neigt zu Entzündungen der Schleimhäute und zu Erkältungen
SELBSTBEHANDLUNG:
Bindehautentzündung, *Seite 31*
Nasennebenhöhlenentzündung, *Seite 43*

Kalium bromatum | Kaliumbromid

ANWENDUNGSGEBIETE: seelische Beschwerden, chronische Hautentzündungen
LEITSYMPTOME: harte, zumeist abgekapselte, dunkel gefärbte Entzündungen bis tief in die Haut mit Bildung verhärteter Narben
SELBSTBEHANDLUNG:
Akne, unreine Haut, Pickel, *Seite 94*

Kalium carbonicum | Kaliumkarbonat (Pottasche)

ANWENDUNGSGEBIETE: seelische Beschwerden, Erkrankungen des Herz-Kreislauf-Systems, der Atemwege, des Magen-Darm-Trakts, der weiblichen Geschlechtsorgane und des Bewegungsapparats
LEITSYMPTOME: ausgeprägtes Pflichtbewusstsein, sehr verletzbar, überempfindlich gegen Lärm, Geruch, Schwäche mit Schweißen, rasche Ermüdbarkeit mit Kreuzschmerzen
SELBSTBEHANDLUNG:
Erschöpfungszustände, nachlassende Leistungsfähigkeit, Burnout, *Seite 18*
übermäßiges Schwitzen, *Seite 80*

Kalium phosphoricum | Kaliumphosphat

ANWENDUNGSGEBIETE: seelische Beschwerden mit Auswirkungen auf den Verdauungstrakt
LEITSYMPTOME: Kraftlosigkeit, geringste Anstrengung löst Schweiße aus, hat Angst, seine Aufgaben nicht zu bewältigen, unkonzentriert, vergesslich
SELBSTBEHANDLUNG:
Lampenfieber, Prüfungsangst, Konzentrationsstörungen, Nervosität, *Seite 22*
Kopfschmerzen, *Seite 26*

Kreosotum | Buchenholzteer

ANWENDUNGSGEBIETE: Entzündungen der Atemwege und des Magen-Darm-Trakts, der weiblichen Geschlechtsorgane und der Haut

LEITSYMPTOME: schwarz verfärbte Zähne, übel riechende, brennend-scharfe, wund machende Absonderungen, Schmerzen im Genitalbereich bei starker Periodenblutung

SELBSTBEHANDLUNG:

- **Erkrankungen der Zähne,** *Seite 37*
- **Ausfluss, Scheidenpilz,** *Seite 78*

Lac caninum | Hundsmilch

ANWENDUNGSGEBIETE: Abwehrschwäche, Hals- und Racheninfekte, Brustdrüsenerkrankungen, Periodenschmerzen

LEITSYMPTOME: Schluckbeschwerden, einseitiger Halsschmerz, der zur anderen Seite wechselt, Brustschwellung und -schmerzen vor der Periode sowie in der Stillzeit

SELBSTBEHANDLUNG:

- **prämenstruelles Syndrom,** *Seite 75*

Lachesis | Buschmeisterschlange

ANWENDUNGSGEBIETE: seelische Beschwerden, Hormonstörungen, akute Entzündungen, Erkrankungen des Herz-Kreislauf-Systems, des Verdauungstrakts, der weiblichen Geschlechtsorgane, des Bewegungsapparats und der Haut

LEITSYMPTOME: kann heftige emotionale Reaktion zeigen wie Eifersucht und Misstrauen, ist sehr mitteilsam und redefreudig, kann am Hals und am Körper nichts Enges ertragen, heftige Schweißausbrüche mit Bangigkeit im Wechsel mit Frieren, körperliche Beschwerden treten zumeist linksseitig auf

SELBSTBEHANDLUNG:

- **Venenschwäche, Krampfadern,** *Seite 54*
- **ausbleibende Periodenblutung,** *Seite 73*
- **Wechseljahresbeschwerden,** *Seite 79*

Lachnanthes | Rotwurzel (Wollnarzisse)

ANWENDUNGSGEBIETE: Bewegungsapparat

LEITSYMPTOME: Nacken-Schulter-Schmerzen, auch entlang der Halswirbelsäule, Gefühl wie verrenkt, Schmerzen strahlen bis in die Finger aus

SELBSTBEHANDLUNG:

- **Sehnenscheidenentzündung, Tennisarm, Schulter-Arm-Schmerz,** *Seite 88*

Ledum | Sumpfporst

ANWENDUNGSGEBIETE: Bewegungsapparat, Haut

LEITSYMPTOME: Begleitbehandlung bei Borreliose, Gelenkschwellungen mit Hitzegefühl, Stichwunden, Insektenstiche, „blaues“ Auge, kalte Anwendungen lindern die Schmerzen

SELBSTBEHANDLUNG:

- **Gelenkschmerzen, Rheuma,** *Seite 86*
- **Wunden, Verletzungen,** *Seite 105*

Leonorus cardiaca | Herzgespann

ANWENDUNGSGEBIETE: Schilddrüsenfehlfunktion, Herz-Kreislauf-Beschwerden

LEITSYMPTOME: anfallsweises Herzjagen, heftiges Herzklopfen, Druckgefühl in Brust und Hals, Herzbeschwerden durch aufgetriebenen Leib und Völlegefühl

SELBSTBEHANDLUNG:

➡ **Herzbeschwerden,** *Seite 52*

Leptandra | Ehrenpreis

ANWENDUNGSGEBIETE: Erkrankungen der Verdauungsorgane
LEITSYMPTOME: druckempfindlicher Bauchraum, Verdauungsbeschwerden, fühlt sich elend
SELBSTBEHANDLUNG:

➡ **Gallenbeschwerden,** *Seite 65*

Lilium tigrinum | Tigerlilie

ANWENDUNGSGEBIETE: Erkrankungen der weiblichen Geschlechtsorgane
LEITSYMPTOME: Herzunruhe mit Angstgefühlen in den Wechseljahren, gelb-grünlicher Ausfluss mit starkem Juckreiz
SELBSTBEHANDLUNG:

➡ **Ausfluss, Scheidenpilz,** *Seite 78*

Luffa | Kürbisschwämmchen

ANWENDUNGSGEBIETE: Erkrankungen der Atemwege und des Verdauungstrakts
LEITSYMPTOME: erschwerte Nasenatmung, Borken in der Nase, trockene Nasenschleimhäute, zähes Sekret oder dünnflüssiges, tropfendes Nasensekret, belegte Zunge, ständiges Räuspern und Hüsteln
SELBSTBEHANDLUNG:

➡ **Nasennebenhöhlenentzündung,** *Seite 43*

Lycopodium | Bärlapp

ANWENDUNGSGEBIETE: seelische Beschwerden, Erkrankungen des Herz-Kreislauf-Systems, der Atemwege, des Verdauungstrakts, der Nieren und Harnwege, der männlichen Geschlechtsorgane, des Bewegungsapparats und der Haut
LEITSYMPTOME: Konzentrationsschwäche, Vergesslichkeit, mangelndes Selbstvertrauen, kann sehr impulsiv gegenüber Untergebenen sein, duldet keinen Widerspruch, rasch gesättigt trotz Heißhunger, Verlangen nach Süßem und warmen, flüssigen Speisen, aufgetriebener Leib, starke Blähungen, verträgt keine enge Kleidung, leidet an Gallen- und Nierensteinen
SELBSTBEHANDLUNG:

➡ **Blähungen, Völlegefühl, Verdauungsstörungen, Reizdarmsyndrom,** *Seite 59*

➡ **Haarprobleme,** *Seite 100*

Magnesium carbonicum | Magnesiumkarbonat

ANWENDUNGSGEBIETE: seelische Beschwerden, Abwehrschwäche, Erkrankungen des Herz-Kreislauf-Systems, der Atemwege, des Verdauungstrakts, der Nieren und Harnwege, der männlichen Geschlechtsorgane, des Bewegungsapparats und der Haut
LEITSYMPTOME: körperliche Unruhe bei gereizt-nervöser Stimmung, tagsüber schläfrig, Beschwerden regelmäßig wiederkehrend, verstärkt vor der Periodenblutung, neigt zu Erkältungen und Verkrampfungen
SELBSTBEHANDLUNG:

➡ **prämenstruelles Syndrom,** *Seite 75*

Magnesium phosphoricum | Magnesiumphosphat

ANWENDUNGSGEBIETE: Nervenschmerzen, Muskelkrämpfe
LEITSYMPTOME: einschießende, heftige Zahnschmerzen, Schmerzen der Gesichtsnerven, plötzlich kommende und gehende krampfartige Schmerzen
SELBSTBEHANDLUNG:

- **Erkrankungen der Zähne,** *Seite 37*
- **schmerzhafte Periodenblutung,** *Seite 76*

Mandragora | Alraune

ANWENDUNGSGEBIETE: Schmerzzustände, Erkrankungen des Verdauungstrakts
LEITSYMPTOME: Gefühl wie benommen, niedergeschlagen, aufgeblähter Leib, Magendrücken, harter Stuhlgang, Kopfweh mit Ohrensausen
SELBSTBEHANDLUNG:

- **Gallenbeschwerden,** *Seite 65*

Marum verum | Katzengamander

ANWENDUNGSGEBIETE: Atemwegserkrankungen
LEITSYMPTOME: dünnflüssiger oder zäher Schleim aus der Nase und im Rachen, ständiges Räuspern, Nasenborken, Polypenbildung
SELBSTBEHANDLUNG:

- **Nasennebenhöhlenentzündung,** *Seite 43*

Medicago sativa | Alfalfa

ANWENDUNGSGEBIETE: seelische Beschwerden, Ernährungsprobleme
LEITSYMPTOME: lustlos, hat keinen Schwung, Essstörungen mit großem Durstgefühl bei mangelndem Appetit, phasenweise (Heiß-)Hunger am Vormittag auf Süßes, Blähungen
SELBSTBEHANDLUNG:

- **Appetitlosigkeit,** *Seite 58*

Mercurius solubilis | Quecksilber

ANWENDUNGSGEBIETE: Verhaltensauffälligkeiten, Abwehrschwäche, akute Entzündungen vor allem der Atemwege, des Verdauungstrakts, der Geschlechtsorgane, des Bewegungsapparats und der Haut
LEITSYMPTOME: oft sehr impulsives Verhalten, ständig in Eile, kontaktscheu, misstrauisch, starker Speichelfluss, Mundgeruch, Zahneindrücke am Zungenrand, eitrige Haut- und Schleimhautentzündungen, Lippenherpes, Bläschen im Mund
SELBSTBEHANDLUNG:

- **Karies, Parodontose,** *Seite 38*

Mercurius sublimatus corrosivus | Quecksilberchlorid

ANWENDUNGSGEBIETE: Entzündungen der Atemwege, des Magen-Darm-Trakts, der Harnwege
LEITSYMPTOME: permanenter Speichelfluss, übler Mundgeruch, rotfleckiges, entzündetes Zahnfleisch und Mundschleimhaut mit Bläschenbildung

SELBSTBEHANDLUNG:

- **Erkrankungen im Mundraum,** *Seite 36*
- **akute Blasen- und Harnwegsentzündung,** *Seite 70*

Mezereum | Seidelbast

ANWENDUNGSGEBIETE: Nervenschmerzen, Hautausschläge
LEITSYMPTOME: nässende Bläschen mit brennenden, bohrenden, „scharfen" Schmerzen, bei anhaltenden Nervenschmerzen
SELBSTBEHANDLUNG:

- **Bläschenausschlag,** *Seite 97*

Myrrhis odorata | Anisdolde

ANWENDUNGSGEBIETE: Schleimhautentzündungen, Venen- und Hämorrhoidalleiden
LEITSYMPTOME: schmerzhafte, auch hervortretende Hämorrhoiden, blutend, Schmerzen im After, ständige Mundschleimhaut- und Zahnfleischentzündungen
SELBSTBEHANDLUNG:

- **Hämorrhoiden,** *Seite 64*

Myrtillocactus

ANWENDUNGSGEBIETE: Herz-Kreislauf-Erkrankungen
LEITSYMPTOME: immer wieder Druckgefühl auf der Brust mit ziehenden, krampfartigen Schmerzen, Wetterfühligkeit mit Beeinträchtigung des Allgemeinbefindens
SELBSTBEHANDLUNG:

- **Herzbeschwerden,** *Seite 52*

Natrium chloratum | Kochsalz

ANWENDUNGSGEBIETE: seelische Beschwerden, Schmerzzustände, Entzündungen der Augen und der Atemwege, Erkrankungen des Verdauungstrakts, der weiblichen Geschlechtsorgane, des Bewegungsapparats und der Haut
LEITSYMPTOME: kann die Vergangenheit nicht loslassen, Schmerz und Enttäuschung nicht überwinden, will alleine sein und nicht getröstet werden, Beschwerden verstärken sich durch Sonne und Meer, liebt salzige Speisen bei großem Appetit, ohne an Gewicht zuzunehmen; oft emotional bedingte Kopfschmerzen
SELBSTBEHANDLUNG:

- **seelische Verstimmung, Niedergeschlagenheit,** *Seite 23*
- **Erkrankungen im Mundraum,** *Seite 36*
- **mangelnde sexuelle Erlebnisfähigkeit der Frau,** *Seite 81*
- **allergische Hautreaktion, Nesselsucht,** *Seite 95*
- **Bläschenausschlag,** *Seite 97*
- **Haarprobleme,** *Seite 100*

Natrium choleinicum/Fel tauri | Natriumcholeinat

ANWENDUNGSGEBIETE: Stoffwechselerkrankungen
LEITSYMPTOME: Müdigkeit nach dem Essen, Verstopfung und Blähungen, erhöhte Cholesterinwerte
SELBSTBEHANDLUNG:

- **Stoffwechselstörungen,** *Seite 67*

Natrium sulfuricum | Glaubersalz

ANWENDUNGSGEBIETE: seelische Beschwerden, Abwehrschwäche, Verletzungsfolgen, chronische Erkrankungen der Atemwege, des Verdauungstrakts und des Bewegungsapparats
LEITSYMPTOME: missgelaunte Stimmung, Kopfschmerzen nach lang zurückliegendem Unfall, schleimiger Husten mit Atembeschwerden, morgendliche Durchfälle, Muskel- und Gelenkschmerzen, aufgeschwemmt wirkendes Bindegewebe mit Wassereinlagerung, empfindlich gegen Nässe und Kälte
SELBSTBEHANDLUNG:
- **Hautfältchen, Faltenbildung, Zellulitis,** *Seite 99*

Nux vomica | Brechnuss

ANWENDUNGSGEBIETE: seelische Beschwerden, Schmerzustände, Abwehrschwäche, Atemwegsinfekte, Verdauungsbeschwerden, Schmerzen am Bewegungsapparat
LEITSYMPTOME: gehetzt und angespannt, wirkt überarbeitet und gestresst, ständig erkältet, starkes Verlangen nach Genussmitteln, hoher Verbrauch an allopathischen Arzneimitteln, Magenschleimhautreizung und Geschwür, morgendliches Würgen und Erbrechen, Verstopfung, (Kater-)Kopfschmerzen
SELBSTBEHANDLUNG:
- **Stress, Ärger, Überforderung,** *Seite 20*
- **Kopfschmerzen,** *Seite 26*
- **Erkrankungen der Zähne,** *Seite 37*
- **Schnupfen,** *Seite 41*
- **Blähungen, Völlegefühl, Verdauungsstörungen, Reizdarmsyndrom,** *Seite 59*
- **Übelkeit, Erbrechen, Magenverstimmung,** *Seite 61*
- **Verstopfung,** *Seite 63*
- **Rückenschmerzen, Muskelverspannungen, Hexenschuss,** *Seite 87*
- **allergische Hautreaktionen, Nesselsucht,** *Seite 95*

Okoubaka | Schwarzafrikanischer Rindenbaum

ANWENDUNGSGEBIETE: Abwehrschwäche, Erkrankungen des Verdauungstrakts, zur Ausleitung und Entgiftung
LEITSYMPTOME: Müdigkeit, allgemeine Leistungsschwäche, Appetitlosigkeit, Aufstoßen mit Übelkeit, wechselnder Stuhlgang mit Durchfällen und Verstopfung, andauernd Blähungen, auch durch Kost- und Klimawechsel, nach Antibiotikaeinnahme
SELBSTBEHANDLUNG:
- **Blähungen, Völlegefühl, Verdauungsstörungen, Reizdarmsyndrom,** *Seite 59*
- **Durchfall, Magen-Darm-Infekt,** *Seite 62*
- **allergische Hautreaktionen, Nesselsucht,** *Seite 95*

Opium | Schlafmohn

ANWENDUNGSGEBIETE: seelische Beschwerden, lähmungsartige Verletzungsfolgen, Erkrankungen des Magen-Darm-Trakts und der Harnwege
LEITSYMPTOME: durch seelische Ereignisse wie erstarrt, hohe oder keine Schmerzempfindlichkeit, anhaltende Darmträgheit, verstärkt durch emotionale Einflüsse, unfreiwilliger Harnabgang bei Nervenstörungen, Impotenz
SELBSTBEHANDLUNG:
- **Verstopfung,** *Seite 63*

Paeonia | Pfingstrose

ANWENDUNGSGEBIETE: Hämorrhoiden, Hautausschläge
LEITSYMPTOME: Nässen am After, Juckreiz, splitterartiger, brennender Hämorrhoidalschmerz, Durchfallneigung, schlecht heilende Hautstellen vor allem an den Füßen
SELBSTBEHANDLUNG:
➡ **Hämorrhoiden, Analfissuren,** *Seite 64*

Paloondo | Larrea mexicana

ANWENDUNGSGEBIETE: Erkrankungen des Bewegungsapparats
LEITSYMPTOME: ziehende, tief sitzende Schmerzen im gesamten Verlauf der Wirbelsäule, Abnutzung der Bandscheiben mit krampfenden Muskelschmerzen
SELBSTBEHANDLUNG:
➡ **Osteoporoseschmerzen, Wirbelsäulenbeschwerden,** *Seite 90*

Pareira brava | Grießwurz

ANWENDUNGSGEBIETE: Erkrankungen der Harn- und Geschlechtsorgane
LEITSYMPTOME: plötzlicher Harndrang, dunkler Urin, kolikartige Schmerzen, Dehnungsgefühl der Blase, Nachträufeln
SELBSTBEHANDLUNG:
➡ **Prostatabeschwerden,** *Seite 82*

Paris quadrifolia | Einbeere

ANWENDUNGSGEBIETE: Nervenschmerzen, Augenerkrankungen, Störungen des Geruchssinns
LEITSYMPTOME: pulsierende, stechende, meist linksseitige Gesichtsschmerzen und migräneartige Kopfschmerzen mit dem Gefühl, als ob die Augen an einer Schnur gezogen würden
SELBSTBEHANDLUNG:
➡ **Nervenschmerzen, Gesichtsneuralgie,** *Seite 28*

Perilla ocymoides | Schwarznessel

ANWENDUNGSGEBIETE: Stoffwechselerkrankungen
LEITSYMPTOME: erhöhte Harnsäurewerte, Gelenkschmerzen mit Neigung zu Gichtanfällen
SELBSTBEHANDLUNG:
➡ **Stoffwechselstörungen,** *Seite 67*

Petroleum | Steinöl

ANWENDUNGSGEBIETE: seelische Beschwerden, Entzündungen der Atemwege, des Magen-Darm-Trakts, der Harnwege sowie Hautausschläge
LEITSYMPTOME: Übelkeit und Schwindel beim Fahren, Magen-Darm-Beschwerden mit fauligem Mundgeschmack, Abneigung gegen Fettes und Fleisch, Heißhunger, Durchfall, rissig-schrundige, nässende, übel riechende Hautleiden
SELBSTBEHANDLUNG:
➡ **Gerstenkorn, Lidrandentzündung,** *Seite 32*
➡ **Ohrgeräusche, Tinnitus,** *Seite 35*
➡ **Hautausschlag, Hautentzündung, Ekzem,** *Seite 96*

Petroselinum | Petersilie

ANWENDUNGSGEBIETE: Harnwegsleiden
LEITSYMPTOME: plötzlich einsetzender Harndrang, kann kaum die Toilette erreichen, Gefühl der gereizten Blase
SELBSTBEHANDLUNG:

- **Reizblase, Harninkontinenz,** *Seite 72*

Phosphorus | Phosphor

ANWENDUNGSGEBIETE: seelische Beschwerden, Erschöpfungszustände, Entzündungen an Augen und Ohren, Atemwegsinfekte, Erkrankungen von Herz, Kreislauf und Gefäßen, der Verdauungsorgane, der Harn- und Geschlechtsorgane und des Bewegungsapparats
LEITSYMPTOME: schlanker, nervöser Mensch, braucht immer wieder Ruhephasen, inneres Zittern und Unruhe, Bewegungsdrang, Angst vor dem Alleinsein, furchtsam, das geringste Geräusch erschreckt, leidet unter Vorahnungen und Phantasien
SELBSTBEHANDLUNG:

- **Angst- und Unruhezustände, Schreckfolgen,** *Seite 21*
- **Augenbeschwerden,** *Seite 30*
- **Ohrgeräusche, Tinnitus,** *Seite 35*
- **Herzbeschwerden,** *Seite 52*
- **Leberleiden,** *Seite 66*
- **Zyklusstörungen,** *Seite 77*

Phytolacca | Kermesbeere

ANWENDUNGSGEBIETE: Abwehrschwäche, Mandelentzündung, Brustdrüsenerkrankungen, Gelenkschmerzen
LEITSYMPTOME: bis in die Ohren einschießende Schluckbeschwerden, dunkelroter Rachen, geschwollene Halslymphknoten, Brustdrüsenentzündung
SELBSTBEHANDLUNG:

- **Halsschmerzen,** *Seite 40*

Picrorhiza

ANWENDUNGSGEBIETE: Erkrankungen der Verdauungsorgane
LEITSYMPTOME: Müdigkeit, ohne Appetit, Druckschmerzen im Oberbauch, Verstopfung, trockene Hautausschläge mit Juckreiz
SELBSTBEHANDLUNG:

- **Leberleiden,** *Seite 66*

Platinum metallicum | Platin

ANWENDUNGSGEBIETE: seelische Beschwerden, Hormonstörungen, Erkrankungen des Magen-Darm-Trakts und der weiblichen Geschlechtsorgane
LEITSYMPTOME: attraktives Äußeres mit dem Anschein, andere herablassend zu behandeln. Sexuell sehr fordernd und mit starkem Verlangen, was nicht ausgelebt werden kann. Reagiert melancholisch, verzagt, mit ängstlicher Mutlosigkeit
SELBSTBEHANDLUNG:

- **seelische Verstimmung, Niedergeschlagenheit,** *Seite 23*
- **Wechseljahresbeschwerden,** *Seite 79*

Plumbum metallicum | Blei

ANWENDUNGSGEBIETE: seelische Beschwerden, Erkrankungen von Herz, Kreislauf und Blutgefäßen, chronische Verdauungsstörungen, Nierenleiden
LEITSYMPTOME: eher schlanker, kälteempfindlicher Mensch, fühlt sich niedergeschlagen, blassfarbenes Gesicht und Hände, faltig-trockene Haut, Schwindel, Kopfweh, Bauchkrämpfe, Stuhlgang kleinknollig wie Schafskot
SELBSTBEHANDLUNG:
➡ **Bluthochdruck, Hypertonie** *Seite 50*

Populus | Espe

ANWENDUNGSGEBIETE: Erkrankungen der männlichen Geschlechtsorgane
LEITSYMPTOME: immer wiederkehrende Entzündungen mit Schmerzen hinter dem Schambein bei gehäuftem Wasserlassen, Brennschmerz
SELBSTBEHANDLUNG:
➡ **Prostatabeschwerden,** *Seite 82*

Pulsatilla | Wiesenküchenschelle

ANWENDUNGSGEBIETE: seelische Beschwerden, Hormonstörungen, Abwehrschwäche, Entzündungen der Augen und Ohren, Erkrankungen der Atemwege, des Verdauungstrakts, der Harn- und Geschlechtsorgane, des Bewegungsapparats sowie Hautausschläge
LEITSYMPTOME: launische, weinerliche Stimmung, möchte nicht alleine sein, benötigt Zuspruch, auffallender Wechsel der Beschwerden sowohl körperlicher wie seelischer Art, große Infektanfälligkeit mit lang anhaltenden Organentzündungen, schleimige Absonderungen
SELBSTBEHANDLUNG:
➡ **Mittelohrentzündung,** *Seite 34*
➡ **Infektanfälligkeit,** *Seite 49*
➡ **Venenschwäche, Krampfadern,** *Seite 54*
➡ **Übelkeit, Erbrechen, Magenverstimmung,** *Seite 61*
➡ **wiederkehrende Blasen- und Harnwegsentzündungen,** *Seite 71*
➡ **Reizblase, Harninkontinenz,** *Seite 72*
➡ **ausbleibende Periodenblutung,** *Seite 73*
➡ **Ausfluss, Scheidenpilz,** *Seite 78*
➡ **Wechseljahresbeschwerden,** *Seite 79*
➡ **Akne, unreine Haut, Pickel,** *Seite 94*

Ranunculus | Hahnenfuß

ANWENDUNGSGEBIETE: Nervenschmerzen, Hautausschläge
LEITSYMPTOME: stechende, einschießende Schmerzen, in Gruppen angeordnete Bläschen, die abtrocknen und Krusten bilden, Nervenschmerzen nach Gesichts- und Gürtelrose
SELBSTBEHANDLUNG:
➡ **Bläschenausschlag,** *Seite 97*

Rhododendron | Alpenrose

ANWENDUNGSGEBIETE: Nervensschmerzen, Erkrankungen der männlichen Geschlechtsorgane, Schmerzen am Bewegungsapparat

LEITSYMPTOME: ziehende Schmerzen der Finger- und Zehengelenke, Nervenschmerzen, fühlt jeglichen Wetterumschwung, typischer Barometerschmerz

SELBSTBEHANDLUNG:

- **Gelenkschmerzen, Rheuma,** *Seite 86*

Rhus toxicodendron | Giftsumach

ANWENDUNGSGEBIETE: Schmerzzustände, Entzündungen der Augen, des Magen-Darm-Trakts, des Bewegungsapparats und der Haut

LEITSYMPTOME: starker Bewegungsdrang, Ruhelosigkeit, rheumatische Beschwerden an Muskeln, Sehnen und Gelenken, Ischiasschmerz, auch als Folgen von Überanstrengung und Durchnässung, bei Bewegungsbeginn verstärken sich die Schmerzen, bläschenbildender Hautausschlag

SELBSTBEHANDLUNG:

- **Rückenschmerzen, Muskelverspannungen, Hexenschuss,** *Seite 87*
- **Ischiasschmerzen, Bandscheibenvorfall,** *Seite 89*
- **Bläschenausschlag,** *Seite 97*
- **Prellung, Verstauchung, Zerrung, Bänderriss, Sportverletzungen,** *Seite 106*

Robinia pseudacacia | falsche Akazie

ANWENDUNGSGEBIETE: Magen-Darm-Erkrankungen

LEITSYMPTOME: Sodbrennen, ständig saures Aufstoßen mit Magensäure im Mund, Zähne wie stumpf, alle Ausscheidungen riechen säuerlich, auch bedingt durch eine Schwangerschaft

SELBSTBEHANDLUNG:

- **Magenbeschwerden, Sodbrennen, Reizmagen,** *Seite 60*

Rumex | Ampfer

ANWENDUNGSGEBIETE: akute Atemwegsinfekte

LEITSYMPTOME: geringster Luftzug verursacht einen trockenen, anhaltenden Kitzelhusten, der hinter dem Brustbein sitzt und am Schlaf hindert

SELBSTBEHANDLUNG:

- **trockener Husten,** *Seite 46*

Ruta | Gartenraute

ANWENDUNGSGEBIETE: Verletzungsfolgen, Augenleiden, Schmerzen am Bewegungsapparat

LEITSYMPTOME: Beschwerden als Folge von Überanstrengung oder Verletzung, Verkürzungsgefühl der Sehnen mit Sehnenreiben, Schmerzen mit Zerschlagenheitsgefühl

SELBSTBEHANDLUNG:

- **Augenbeschwerden,** *Seite 30*
- **Sehnenscheidenentzündung, Tennisarm, Schulter-Arm-Schmerz,** *Seite 88*
- **Knochenbrüche, Knochenverletzungen, Skiunfall,** *Seite 104*
- **Prellung, Verstauchung, Zerrung, Bänderriss,** *Seite 106*

Sabadilla | Läusekraut

ANWENDUNGSGEBIETE: seelische Beschwerden, allergische Entzündungen der Augen und der Atemwege, Herz-Kreislauf-Beschwerden, Erkrankungen des Magen-Darm-Trakts und des Bewegungsapparats

LEITSYMPTOME: Stirnkopfschmerzen, Augentränen, Niesanfälle, Juckreiz, Kitzeln in der Nase, Fließschnupfen, später zähes Sekret, auch als allergische Reaktion, Allergie gegen Hausstaubmilben

SELBSTBEHANDLUNG:

➡ **Schnupfen,** *Seite 41*

Sabal | Sägepalme

ANWENDUNGSGEBIETE: Erkrankungen der männlichen Geschlechtsorgane

LEITSYMPTOME: stechende Schmerzen bei erschwertem Wasserlassen, Harndrang, Kreuzschmerzen nach dem Sex

SELBSTBEHANDLUNG:

➡ **Prostatabeschwerden,** *Seite 82*

Sabdariffa | Malve, Hibiskus

ANWENDUNGSGEBIETE: Venenleiden, Lymphstauungen, auch nach Operation

LEITSYMPTOME: gestaute, schmerzende Venen, Wasseransammlung in den Knöcheln, Lymphschwellungen

SELBSTBEHANDLUNG:

➡ **Venenschwäche, Krampfadern,** *Seite 54*

Sanguinaria | Blutwurz

ANWENDUNGSGEBIETE: seelische Beschwerden, Hormonstörungen, allergische und entzündliche Atemwegserkrankungen, Schmerzen am Bewegungsapparat

LEITSYMPTOME: reizbare Stimmungslage, cholerische Reaktion wegen beständiger (rechtsseitiger) rheumatischer Schmerzen an Schulter und Arm, Sehnenscheidenentzündung, migräneartige Kopfschmerzen mit Übelkeit, Erbrechen, erhöhter Blutdruck mit gerötetem Gesicht, brennend heiße Hände und Füße

SELBSTBEHANDLUNG:

➡ **Migräne,** *Seite 27*

➡ **Wechseljahresbeschwerden,** *Seite 79*

Scutellaria | Helmkraut

ANWENDUNGSGEBIETE: Ein- und Durchschlafstörungen, Kopfschmerzen

LEITSYMPTOME: trotz Erschöpfung erschwertes Einschlafen, unruhiger Schlaf, wacht immer wieder auf, Albträume

SELBSTBEHANDLUNG:

➡ **Schlafstörungen, Jetlag,** *Seite 19*

Secale cornutum | Mutterkornpilz

ANWENDUNGSGEBIETE: Herz-Kreislauf-Erkrankungen, Periodenstörungen

LEITSYMPTOME: Kopfschmerzen mit Schwindel, Muskelkrämpfe, auch in Fingern und Zehen, Ameisenlaufen

SELBSTBEHANDLUNG:

- **Durchblutungsstörungen,** *Seite 53*
- **unruhige Beine, Polyneuropathie,** *Seite 91*

Selenium | Selen

ANWENDUNGSGEBIETE: Kopf- und Nervenschmerzen, Erkrankungen der männlichen Geschlechtsorgane, Hautausschläge

LEITSYMPTOME: bedrückte Stimmung, möchte lieber für sich sein, sexuelle Schwäche, ölige Kopfhaut, fettige Haut mit Unreinheiten und Entzündungen, Haarausfall

SELBSTBEHANDLUNG:

- **Impotenz, mangelnde sexuelle Erlebnisfähigkeit des Mannes,** *Seite 83*

Sepia | Tintenfisch

ANWENDUNGSGEBIETE: seelische Beschwerden, hormonelle Störungen, Kopfschmerzen, Erkrankungen der Atemwege, des Magen-Darm-Trakts, der Harn- und Geschlechtsorgane, des Bewegungsapparats und der Haut

LEITSYMPTOME: alles ist zu viel, fühlt sich erschöpft, überfordert, missbraucht, ist gleichgültig gegenüber der Familie, geht auf Distanz zum Partner

SELBSTBEHANDLUNG:

- **Stress, Ärger, Überforderung,** *Seite 20*
- **Venenschwäche, Krampfadern, Thromboserisiko,** *Seite 54*
- **Übelkeit, Erbrechen, Magenverstimmung,** *Seite 61*
- **Reizblase, Harninkontinenz,** *Seite 72*
- **ausbleibende Periodenblutung,** *Seite 73*
- **Wechseljahresbeschwerden,** *Seite 79*
- **übermäßiges Schwitzen,** *Seite 80*
- **mangelnde sexuelle Erlebnisfähigkeit der Frau,** *Seite 81*
- **Akne, unreine Haut, Pickel,** *Seite 94*
- **Bläschenausschlag,** *Seite 97*

Silicea | Kieselsäure

ANWENDUNGSGEBIETE: entzündliche Prozesse, auch an Augen und Ohren, Erkrankungen der Atemwege, des Magen-Darm-Trakts, des Bewegungsapparats und der Haut

LEITSYMPTOME: Selbstzweifel, voller Zukunftsängste, mutlos, unentschlossen, Angst vor Misserfolg, sieht überall Risiken, alles ist „grau in grau", kann sein Kreuz nicht mehr tragen, anfällig gegen Erkältungen, chronische Entzündungen

SELBSTBEHANDLUNG:

- **Erkrankungen der Zähne,** *Seite 38*
- **Infektanfälligkeit,** *Seite 49*
- **Venenentzündung,** *Seite 55*
- **Osteoporose, Wirbelsäulenbeschwerden,** *Seite 90*
- **Hautfältchen, Faltenbildung, Zellulitis,** *Seite 99*
- **Nagelwachstumsstörungen, Nagelpilz, Nagelbettentzündung,** *Seite 101*
- **Narben, Narbenschmerzen,** *Seite 108*

Sinapis nigra | schwarzer Senf

ANWENDUNGSGEBIETE: (allergische) Atemwegserkrankungen
LEITSYMPTOME: brennender, scharfer Nasenschleim; verstopfte Nase, Augenbrennen, Hitzegefühl im Rachen
SELBSTBEHANDLUNG:

- **Heuschnupfen, Allergie** *Seite 42*

Solidago | Goldrute

ANWENDUNGSGEBIETE: Harnwegserkrankungen
LEITSYMPTOME: dunkler Urin, wenig Harndrang, Nierengrieß und -steine, Druckschmerz im Nierenbereich, Anregung der Nierenfunktion, zur verstärkten Ausscheidung
SELBSTBEHANDLUNG:

- **wiederkehrende Blasen- und Harnwegsentzündungen,** *Seite 71*

Spigelia | Wurmkraut

ANWENDUNGSGEBIETE: Kopf- und Nervenschmerzen, Herz-Kreislauf-Erkrankungen
LEITSYMPTOME: Herzjagen mit Angst, Gefühl des Zusammenschnürens der Brust, meist linksseitige, regelmäßig auftretende Gesichts- und Augenschmerzen
SELBSTBEHANDLUNG:

- **Kopfschmerzen,** *Seite 27*

Spongia | Meerschwamm

ANWENDUNGSGEBIETE: Schilddrüsenfehlfunktion, akute Atemwegsinfekte, Herz-Kreislauf-Beschwerden, Erkrankungen der männlichen Geschlechtsorgane
LEITSYMPTOME: heisere Stimme, bellender Husten, vom Kehlkopf ausgehend, Rachenschleim, Gefühl, wie durch einen Schwamm zu atmen, unruhiger Herzschlag
SELBSTBEHANDLUNG:

- **Heiserkeit, Stimmbandentzündung,** *Seite 39*
- **trockener Husten,** *Seite 46*

Staphisagria | Stephanskraut (Rittersporn)

ANWENDUNGSGEBIETE: seelische Beschwerden, Entzündungen an den Augen, an den Zähnen, Magen-Darm-Beschwerden, Erkrankungen der Harn- und Geschlechtsorgane, des Bewegungsapparats, der Haut sowie bei Verletzungsfolgen
LEITSYMPTOME: fühlt sich im Inneren verletzt, gekränkt, ist sehr empfindsam, nachtragend, Bauchkrämpfe nach emotionalen Ereignissen, empfänglich für Sex, neigt zu Entzündungen und Narben bildenden Schnittwunden, kariöse Zähne
SELBSTBEHANDLUNG:

- **Gerstenkorn, Lidrandentzündung,** *Seite 32*
- **Erkrankungen der Zähne,** *Seite 38*
- **Prostatabeschwerden,** *Seite 82*
- **Haarprobleme,** *Seite 100*
- **Wunden, Verletzungen,** *Seite 105*
- **operative Eingriffe,** *Seite 109*

Sticta | Lungenflechte

ANWENDUNGSGEBIETE: Atemwegserkrankungen
LEITSYMPTOME: wässriger, später dick-gelblicher Schnupfen, Niesattacken, trockener Rachen, bellender Husten mit Schleimauswurf, jeder Infekt endet mit einer Bronchitis
SELBSTBEHANDLUNG:

- **schleimiger Husten,** *Seite 47*

Sulfur | Schwefel

ANWENDUNGSGEBIETE: seelische Beschwerden, Verhaltensauffälligkeiten, chronische Entzündungen, die an praktisch allen Organen auftreten können, insbesondere an den Atemwegen, dem Magen-Darm-Trakt, dem Bewegungsapparat und der Haut
LEITSYMPTOME: extrovertiertes Verhalten, oft sehr aggressiv, „weiß alles besser"; übel riechendes Schwitzen, starkes Hitzegefühl auch in den Beinen (burning feet-Syndrom), Durchfälle mit Brennschmerz am After im Wechsel mit Verstopfung; neigt zu Entzündungen, hartnäckig anhaltende oder immer wieder auftretende Hautausschläge mit starkem Juckreiz; chronische Stoffwechselerkrankungen mit Leberleiden, Hömorrhoiden, Krampfadern
SELBSTBEHANDLUNG:

- **Bindehautentzündung,** *Seite 31*
- **Gerstenkorn, Lidrandentzündung,** *Seite 32*
- **Ohrenschmerzen,** *Seite 33*
- **übermäßiges Schwitzen,** *Seite 80*
- **Hautausschlag, Hautentzündung, Ekzem,** *Seite 96*

Sulfur jodatum | Jodschwefel

ANWENDUNGSGEBIETE: Entzündungen der Atemwege und der Haut
LEITSYMPTOME: unreine Haut, Entzündungen heilen nur schwer ab, Pickel bleiben lange Zeit aktiv, kapseln sich ab, anhaltende Lymphknotenschwellung
SELBSTBEHANDLUNG:

- **Akne, unreine Haut, Pickel,** *Seite 94*

Symphytum | Beinwell

ANWENDUNGSGEBIETE: Verletzungen des Bewegungsapparats
LEITSYMPTOME: nach Unfall oder Operation (Zahnimplantat) zur Knochenheilung, Entzündungsneigung der Knochenhaut
SELBSTBEHANDLUNG:

- **Knochenbrüche, Knochenverletzungen, Skiunfall,** *Seite 104*

Syzygium jambolanum | Jambulbaum

ANWENDUNGSGEBIETE: Stoffwechselkrankheiten
LEITSYMPTOME: am ganzen Körper Hitzegefühl und juckender Hautausschlag, erhöhte Blutzuckerwerte
SELBSTBEHANDLUNG:

- **Stoffwechselstörungen,** *Seite 67*

Tabacum | Tabak

ANWENDUNGSGEBIETE: Kopf- und Nervenschmerzen, Erkrankungen der Augen und Ohren, des Herz-Kreislauf-Systems, der Atemwege, des Magen-Darm-Trakts, des Bewegungsapparats

LEITSYMPTOME: sterbensübel mit Brechreiz, Sehstörungen, Ohrensausen, Schwindel, Herzjagen mit ängstlicher Unruhe
SELBSTBEHANDLUNG:
- **Schwindel, Menière'sche Erkrankung,** *Seite 29*
- **Durchblutungsstörungen,** *Seite 53*

Taraxacum | Löwenzahn

ANWENDUNGSGEBIETE: Erkrankungen des Verdauungstrakts und der Harnwege
LEITSYMPTOME: niedergeschlagene, oft reizbare Stimmung, gräulich belegte, rotfleckige Zunge, Widerwillen gegen Fettes, Speichelfluss, Nachtschweiße, dumpfe Kopf- und Gliederschmerzen
SELBSTBEHANDLUNG:
- **Leberleiden,** *Seite 66*

Thuja | Lebensbaum

ANWENDUNGSGEBIETE: seelische Beschwerden, Schmerzzustände, Abwehrschwäche, Entzündungen an Augen und Ohren, Erkrankungen des Herz-Kreislauf-Systems, der Atemwege, des Magen-Darm-Trakts, der Harn- und Geschlechtsorgane, des Bewegungsapparats und der Haut
LEITSYMPTOME: ständig in Eile, hastig, viele Ideen, Angst um die Zukunft, fürchtet den Misserfolg, fettig-schweißige, unreine Haut mit bräunlichen Warzen, übel riechende Schweiße; neigt zu Polypen in Nase, Gebärmutter, Darm und Blase; durch nasskaltes Wetter sich verschlimmernde Muskel- und Gelenkschmerzen; anhaltend kalte Hände und Füße, neigt zu chronischen Entzündungen und Infekten; Erkältung und Fieber auch als Impfreaktion (Grippeschutzimpfung)
SELBSTBEHANDLUNG:
- **Infektanfälligkeit,** *Seite 49*
- **wiederkehrende Blasen- und Harnwegsentzündungen,** *Seite 71*
- **Warzen,** *Seite 98*

Ustilago maydis | Maisbrand

ANWENDUNGSGEBIETE: Erkrankungen der Geschlechtsorgane sowie der Haut, der Haare und der Nägel
LEITSYMPTOME: hellrote, lang anhaltende Blutung, auch dunkel geronnen, Gefühl, wie wenn heißes Wasser den Rücken herunterrinnt, rissige Nägel, fettige Kopfhaut
SELBSTBEHANDLUNG:
- **Periodenstörungen, Zwischenblutung,** *Seite 74*

Urtica urens | Brennnessel

ANWENDUNGSGEBIETE: Erkrankungen des Stoffwechsels, des Bewegungsapparats und der Haut
LEITSYMPTOME: viele kleine Hautentzündungen wie nach Berühren von Brennnesseln, Brennschmerz, rheumatische Gelenkschmerzen bei erhöhten Harnsäurewerten
SELBSTBEHANDLUNG:
- **allergische Hautreaktion, Nesselsucht,** *Seite 95*

Veratrum album | Weißer Germer

ANWENDUNGSGEBIETE: seelische Leiden, akute Kreislaufbeschwerden, akute Entzündungen vor allem der Atemwege und des Magen-Darm-Trakts, Periodenschmerzen

LEITSYMPTOME: blass, kalter Schweißausbruch, Ohnmachtsneigung, große Erschöpfung, Elendigkeitsgefühl, Kältegefühl am ganzen Körper, Bauchkrämpfe mit Durchfall

SELBSTBEHANDLUNG:

- **niedriger Blutdruck, Kreislaufbeschwerden,** *Seite 51*
- **Durchfall, Magen-Darm-Infekt,** *Seite 62*

Verbascum | Königskerze

ANWENDUNGSGEBIETE: Nervenschmerzen, Erkrankungen der Atemwege und der Harnwege

LEITSYMPTOME: wiederkehrende blitzartige, krampfende Gesichtsschmerzen, Gehörgangsschmerzen, Schmerzen im Hüftbereich, Blasenschwäche

SELBSTBEHANDLUNG:

- **Nervenschmerzen, Gesichtsneuralgie,** *Seite 28*
- **Ohrenschmerzen und -entzündungen,** *Seite 33*

Viburnum | Schneeball

ANWENDUNGSGEBIETE: Periodenschmerzen

LEITSYMPTOME: nervöse Unruhe, krampfartige, vom Rücken bis zu den Oberschenkeln ausstrahlende Periodenschmerzen

SELBSTBEHANDLUNG:

- **schmerzhafte Periodenblutung,** *Seite 76*

Vipera berus | Kreuzotter

ANWENDUNGSGEBIETE: akute Herz-Kreislauf-Beschwerden, Entzündungen der Venen und der Haut

LEITSYMPTOME: Kreislaufbeschwerden mit ängstlicher Unruhe, kühle Haut mit kaltem Schweißausbruch, Venen schmerzhaft verdickt, Spannungsgefühl in den Beinen

SELBSTBEHANDLUNG:

- **Venenentzündung,** *Seite 55*

Viscum album | Mistel

ANWENDUNGSGEBIETE: Erkrankungen des Herz-Kreislauf-Systems und des Bewegungsapparats

LEITSYMPTOME: klopfende Kopfschmerzen, Schwindelanfälle, glaubt, sich nicht mehr zurechtzufinden, Schlaflosigkeit, Gelenk- und Muskelschmerzen, Unruhe in den Beinen

SELBSTBEHANDLUNG:

- **erhöhter Blutdruck, Hypertonie,** *Seite 50*

Zincum metallicum | Zink

ANWENDUNGSGEBIETE: seelische Beschwerden, Verhaltensauffälligkeiten, Nervenschmerzen, Erkrankungen des Herz-Kreislauf-Systems, der Atemwege und des Magen-Darm-Trakts

LEITSYMPTOME: innere Anspannung, nervöse Unruhe mit Erschöpfung, fühlt sich beständig getrieben, redet viel, Zähneknirschen, nächtliches Aufschrecken, auch als Impfreaktion

SELBSTBEHANDLUNG:

- **Schlafstörungen, Jetlag,** *Seite 19*
- **unruhige Beine, Polyneuropathie,** *Seite 91*

Homöopathische Hausapotheke

Wenn Sie sich mit der Homöopathie eine Weile beschäftigt haben, werden Sie sich fragen, welche Mittel in eine Hausapotheke gehören. Das sind vor allem diejenigen Mittel, die Sie zur Behandlung der Beschwerden, die in Ihrer Familie am häufigsten auftreten, benötigen. Bei Ihnen sind das vielleicht die Blasenbeschwerden, bei den Kindern eher Schnupfen und bei Ihrem Partner vielleicht häwwufiger die Halsschmerzen. Suchen Sie sich bereits vor dem akuten Auftreten „Ihre Mittel" heraus. Das heißt, Sie lesen sich in Ruhe durch, welche der individuellen Symptome im Krankheitsfall fast immer vorhanden sind und welche besonders typisch sind. Diese Mittel besorgen Sie sich in der Apotheke und haben sie dann bereits zu Hause, wenn die ersten deutlichen Symptome auftreten.

Zusätzlich habe ich Ihnen eine Liste mit den häufigsten Homöopathika zusammengestellt, die meine Patienten in ihrer Hausapotheke grundsätzlich vorrätig haben. Es handelt sich, wie Sie sofort erkennen werden, um solche Mittel, die bei akuten Beschwerden und kleineren Unfällen in vielen Fällen zum Einsatz kommen.

→ Die häufigsten Homöopathika

Aconitum D6
Allium cepa D6
Apis D6
Argentum nitricum D12
Arnica D6
Belladonna D6
Bryonia D6
Cantharis D6
Chamomilla D12
Cocculus D12
Coffea D12
Colocynthis D6
Dulcamara D6
Eupatorium D6
Euphrasia D6
Ferrum phosphoricum D6
Gelsemium D6
Hamamelis D6
Haplopappus D3
Hepar sulfuris D12
Hypericum D6
Ledum D6
Luffa D6
Magnesium phosphoricum D6
Natrium chloratum D12
Nux vomica D6
Okoubaka D3
Phytolacca D6
Pulsatilla D12
Rhus toxicodendron D12
Veratrum album D6

Folgende Tipps möchte ich Ihnen unbedingt geben:

Bewahren Sie die Mittel trocken und lichtgeschützt auf – und bitte nicht in der unmittelbaren Nähe von elektromagnetischern Feldern wie Radiowecker, Handy, PC oder Mikrowelle.

Am besten ist es, wenn Sie sich im Kapitel 3 ab Seite 110 die Arzneimittel markieren, die Sie bereits zu Hause haben. Und noch etwas: Stellen Sie die Fläschchen möglichst in alphabetischer Reihenfolge auf: Damit haben Sie mit einem Griff das richtige Mittel gefunden. Und nun wünsche ich Ihnen viel Erfolg mit der Homöopathie!

Bücher, die weiterhelfen

→ Bailey, P., Kretzschmar, G.: **Psychologische Homöopathie.** Droemer/Knaur, München

→ Gawlik, W.: **Arzneimittelbild und Persönlichkeitsportrait.** Hippokrates Verlag, Stuttgart

→ Köhler, G.: **Lehrbuch der Homöopathie.** Hippokrates Verlag, Stuttgart

→ Nash, E. B.: **Leitsymptome in der homöopathischen Therapie.** Haug Verlag, Stuttgart

→ Sommer, S.: **Homöopathie ab 50.** Kindle Edition

→ Sommer, S.: **Homöopathie: Das Basisbuch.** Gräfe und Unzer Verlag, München

→ Sommer, S.; Reichelt, K. **Die magische 11 der Homöopathie für Kinder.** Gräfe und Unzer Verlag, München

→ Wiesenauer, M.: **Das große Homöopathie Handbuch.** Gräfe und Unzer Verlag, München

→ Sommer, S.: **Homöopathie Kompass.** Gräfe und Unzer Verlag, München

→ Wiesenauer, M.: **Maxi Quickfinder Homöopathie.** Gräfe und Unzer Verlag, München

→ Wiesenauer, M., Elies, M.: **Praxis der Homöopathie – eine Arzneimittellehre.** Hippokrates Verlag, Stuttgart

Adressen, die weiterhelfen

Deutsche Homöopathie Union
Postfach 41 02 80
76202 Karlsruhe
www.dhu.de

Natur und Medizin
Am Deimelsberg 36
45276 Essen
www.naturundmedizin.de

Österreichische Gesellschaft für Homöopathische Medizin
Billrothstraße 2
A-1190 Wien
www.homoeopathie.at

Deutsche Gesellschaft für klassische Homöopathie
Saubsdorferstr. 9
86807 Buchloe
www.dgkh-homoeopathie.de

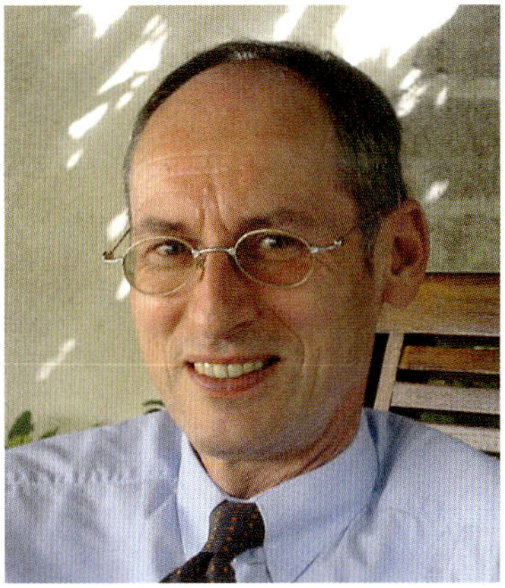

Dr. med. Markus Wiesenauer ist seit 35 Jahren in eigener Praxis tätig als Facharzt für Allgemeinmedizin mit den Zusatzqualifikationen Homöopathie, Naturheilverfahren und Umweltmedizin. Für seine wissenschaftlichen Arbeiten wurde Dr. Wiesenauer mehrfach ausgezeichnet, u.a. mit dem Alfons-Stiegele-Forschungspreis für Homöopathie. Er war langjähriger Vorsitzender der Arzneimittelkommission D sowie der Homöopathischen Arzneibuch-Kommission (HAB) am Bundesinstitut für Arzneimittel und für Medizinprodukte (BfArM).
Dr. Wiesenauer hat mehr als 200 Arbeiten und über 25 Bücher zu den Themen Allgemeinmedizin, Phytotherapie und Homöopathie geschrieben, seit Jahren hält er Vorlesungen für Ärzte und Apotheker sowie Vorträge für interessierte Laien.
Von Dr. Wiesenauer bei GU bisher erschienen:
Homöopathie für die Seele, Quickfinder Homöopathie für Kinder, Das große Homöopathie Handbuch, Homöopathie für Schwangerschaft und Babyzeit

Beschwerdenregister*

** Beachten Sie in den Tabellen auch die Rubrik „außerdem“*

Mittelregister

QUALITÄTS G|U GARANTIE

LIEBE LESERINNEN UND LESER,

wir wollen Ihnen mit diesem Buch Informationen und Anregungen geben, um Ihnen das Leben zu erleichtern oder Sie zu inspirieren, Neues auszuprobieren. Wir achten bei der Erstellung unserer Bücher auf Aktualität und stellen höchste Ansprüche an Inhalt und Gestaltung. Alle Anleitungen und Rezepte werden von unseren Autoren, jeweils Experten auf ihren Gebieten, gewissenhaft erstellt und von unseren Redakteur*innen mit größter Sorgfalt ausgewählt und geprüft.

Haben wir Ihre Erwartungen erfüllt? Sind Sie mit diesem Buch und seinen Inhalten zufrieden? Wir freuen uns auf Ihre Rückmeldung. Und wir freuen uns, wenn Sie diesen Titel weiterempfehlen, in Ihrem Freundeskreis oder bei Ihrem Online-Kauf.

Sollten wir Ihre Erwartungen so gar nicht erfüllt haben, tauschen wir Ihnen Ihr Buch jederzeit gegen ein gleichwertiges zum gleichen oder ähnlichen Thema um.

KONTAKT ZUM LESERSERVICE

GRÄFE UND UNZER VERLAG
Grillparzerstraße 8
81675 München
www.gu.de

Impressum

G|U

GU ist eine eingetragene Marke der GRÄFE UND UNZER VERLAG GmbH, www.gu.de

ISBN 978-3-8338-6512-1
7. Auflage 2025

Basiert auf der 2007 erschienenen Auflage.

Projektleitung: Ilona Daiker
Lektorat: Dorit Zimmermann
Layout und Umschlaggestaltung: Independent Medien Design GmbH, Horst Moser, München
Herstellung: Martina Müller, Katharina Schumann
Satz und Repro: Longo AG, Bozen
Druck und Bindung: Dimograf

Bildnachweis
Gettyimages: Seite 111; Isabelle J. Fischer: Illustrationen, Dr. Dieter Knapp: Seite 14 ff.; Mauritius: Seite 5; Stocksy: Cover

Syndication:
www.imageprofesionals.com

Wichtiger Hinweis
Die Gedanken, Methoden und Anregungen in diesem Buch stellen die Meinung bzw. die Erfahrung des Verfassers dar. Sie wurden vom Autor nach bestem Wissen erstellt und mit größtmöglicher Sorgfalt geprüft. Sie bieten jedoch keinen Ersatz für kompetenten medizinischen Rat. Jede Leserin, jeder Leser ist für das eigene Tun und Lassen selbst verantwortlich und sollte in Zweifelsfällen oder bei länger andauernden Beschwerden immer einen Arzt oder Heilpraktiker aufsuchen. Weder der Autor noch der Verlag können für eventuelle Nachteile oder Schäden, die aus den im Buch gegebenen praktischen Hinweisen resultieren, eine Haftung übernehmen.